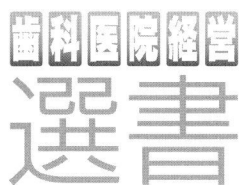

税理士法人キャスダック
代表税理士
山下　剛史 著

歯科医院にお金を残す節税の極意

クインテッセンス出版株式会社　2013

Tokyo, Berlin, Chicago, London, Paris, Barcelona, Istanbul, Milano, São Paulo, Moscow, Prague, Warsaw, Delhi, Bucharest, and Singapore

クインテッセンス出版の書籍・雑誌は、歯学書専用通販サイト『歯学書.COM』にてご購入いただけます。

PCからのアクセスは…

歯学書 　検索

携帯電話からのアクセスは…
QRコードからモバイルサイトへ

●はじめに／なぜ歯科医院にお金が残らないのか？

　世の中には、税金でものすごい損をしている歯科医院がたくさんあります。たとえば——
・売上が２億円もあるのに、なぜか法人化していない先生
・子どもの扶養控除が計上されていなかった先生
・利益が3,000万円もあるのに、ずっと小規模企業共済に加入していなかった先生
・雇用促進税制を知らなかったがために、40万円の税額控除が受けられなかった先生
・税理士さんのいわれるがままに、メリットのないMS法人をつくってしまった先生

　これらは、すべて実際に私が見てきた事例です。
　私の本職は税理士ですが、実はお客さんのところで税金の話をすることはほとんどありません。なぜなら、**歯科医院経営において一番大切なのは、節税などではなく、いかにして「売上」を最大化するか**、ということに尽きるからです。
　「医院にお金が残らない」という先生の90％以上は、はっきりいって売上ボリュームが足りません。歯科医院であれば、今の人員とチェア台数で、最大の売上を上げることを考えていくのが、トップとしての院長の仕事です。
　たとえば歯科医院の場合、「お金が残ってきているな」と感じる年間売上の１つの目安は8,000万円でしょう。売上が8,000万円に満たないのであれば、節税なんかを考えるよりも、どうやった

らもっと売上が上がるのかを考えたほうがいいです。

　逆に、8,000万円以上の売上があるのにお金が残らない、という先生は、支出をコントロールできていない可能性が高いといっていいでしょう。歯科医院の支出で一番高いものは、材料代でもなければ人件費でもありません。それは「**税金**」です。この税金を合法的にコントロールすることを「節税」と呼びます。これに対して、法律を犯してまでコントロールすることを「脱税」と呼び、これは絶対に行ってはなりません。

　では、どのようにして節税を行ったらよいのでしょうか。
　先生方の頭の中にある節税といえば、基本的にはお金を使って何かを購入することです。確かにこの方法をとれば、税金は減りますが、それ以上に、歯科医院のお金は減ってしまいます。ところが、これとは別にお金の支出をともなわない、もしくは最終的に手元に残るお金が増える節税という「魔法の粉」のようなものも存在します。
　実は、このような節税はほとんどが会計事務所サイドで行うものであり、先生が何かしなければならないというものは非常に少ないものです。いってみれば「優秀な税理士に任せておけば、節税のことなど気にしなくてもよい」のです。適切なタイミングで、適切な節税のアドバイスだけもらえればそれで十分です。
　ところが、**この税理士の節税能力を見極めるのはきわめて難しい**のです。なぜなら、医院のドクターと、専門家である税理士との間の情報格差がものすごく大きいからです。そのため、節税ができているのかできていないのか、判断することができません。

はじめに

しかし、これは節税に関してだけ起こることではなく、ドクターの技術にも同じことがいえることでしょう。
　私は学生時代、税理士とは「税金を安くできる仕事」だと思っていました。大学3回生にもなると、周りは名の知れたメーカーや一部上場企業を目指しています。どんな仕事をやりたいかではなく、どんな有名な一流企業（と呼ばれていた会社）に入れるかばかり考えていた友人が大半でした。
　しかし、たとえばトヨタに就職したとしたら、いくら日産の車のほうがよいと思っても、絶対にトヨタの車を売らなければなりません。これは、お客様に対する不義理ではないのか、万人に喜ばれる仕事はないか、と考えた末、「そうだ。税金を安くできる税理士になれば、どんな人にも喜ばれる仕事ができるぞ」という想いを持ち、税理士を目指し出したのです。
　ところが、いざふたを開けてみると、税理士は「税金を安くする仕事」ではなく、「税金を計算する仕事」でした。確かに適正な納税のお手伝いは非常に重要な仕事ですが、もともと入り口が「万人に喜ばれる仕事をする」という理念から入ったので、どうも違和感があります。そこで、現在はコンサルティングを取り入れて、「ゆりかごから墓場まで、お金で苦労しない人生の構築」をミッションとして、いかに歯科医院のお金を最大化できるか、というお手伝いをしています。

　私は、歯科医院にとって税理士は非常に重要な外部ブレーンになると信じています。売上を上げる提案や節税の提案などができれば、本当にクライアントから喜ばれることができます。もちろ

ん脱税はいけませんが、医院において最高のコストである税金をコントロールできる先生とできない先生では、生涯にわたって生み出すキャッシュには天と地ほどの開きが出ます。

ボクシングの世界では「左を制するものは世界を制す」という言葉があります。同様に、経営の世界では**「税金を制するものは世界を制す」**のです。

なお、税金を制するためには節税よりも重要なことがあります。それは、税金がどのように計算されているのかを、ざっくりと知ること、そしてどんなタイミングで、どのような税金が発生するのかを理解することです。

残念ながら、これらを簡潔にまとめた本は、あまり見たことがありません。税金の本というのは、数ページ読んだだけで眠たくなるようなおもしろみがない本が多いのです。

そのため、本書では、できるだけ平易な表現で、わかりやすく税金のことをお話していくことにします。本書を読み終わったら、歯科医院経営にとって必要な、ひととおりの税金に対する知識を備えることができるように工夫して仕上げました。

もし、先生が売上は上がっているのにお金が残っていないというのであれば、きっとこの本は先生の生涯のバイブルになるでしょう。さあ、それでは私と一緒に税金の悩みを解決する旅に出かけることにしましょう。

2013年6月20日

山下　剛史

はじめに／なぜ歯科医院にお金が残らないのか？／3

第1章　これだけは知っておきたい　　個人開業医の税金の知恵　　11

1　個人開業医の一番大きな税金「所得税」の計算方法とは？／12

2　所得税はMax40％、住民税は一律10％／16

3　12月にチェアを購入しても節税効果がほとんどない理由／21

4　10万円以上20万円未満の資産は
　　　　　　　1年で経費にしないほうがよい理由／25

5　なぜ院長のベンツは4年落ちがいいのか？／29

6　「節税貧乏」から脱出する3つのポイント／33

7　歯科医院にお金を残す節税には5つのタイプがある／38

8　売上が10％増えたら納税額が4倍になるカラクリとは？／43

9　海外法人を使ったウルトラCの節税は存在するのか？／47

10　ライフプランをつくって「足るを知る」こと／51

11　50％以上の歯科医院が売上
　　　　　　8,000万円以上を達成できる理由とは？／55

● もくじ

第2章　知らないと損する所得税の節税のポイント　59

1　個人開業医のウルトラCの節税
　　　　　「措置法（医師優遇税制）」を活用する／60

2　貸倒引当金を設定する／66

3　多くの院長が経費になると勘違いしている4つの支出／70

4　倉庫として借りた賃貸マンションは経費にできるか？／75

5　個人事業主の退職金は「小規模企業共済」で積み立てよう／78

6　スタッフの退職金を毎月経費にすることのメリット／83

7　個人事業主である院長は
　　　　　「国民年金基金」で年金を強化すべし／87

8　「医療費控除」で還付される税金を
　　　　　簡単に計算するポイント／91

9　「倒産防止共済」で課税の繰り延べを行う／95

10　スタッフ2人増やしたら
　　　　　80万円節税になる「雇用促進税制」／99

11　住宅ローン控除を受けて
　　　　　家を買うことは本当に有利なのか？／104

第3章 消費税・法人税に関する税金のノウハウ　109

1　消費税の基礎知識を押さえて増税時代に備えよう／110

2　消費税増税が歯科医院に与えるダメージは？／114

3　歯科医院の消費税は「簡易課税」を
　　　　　選択したほうが有利になることが多い理由／118

4　そのMS法人の設立、大丈夫ですか？／121

5　歯科医院が医療法人成りを
　　　　　検討したほうがよい売上高とは？／125

6　医療法人の6つのメリットとは？／129

7　医療法人にすることのデメリットは？／133

8　個人から医療法人になったときの注意点／138

9　リースとローンはどちらが有利なのか？／141

●もくじ

第4章　院長が知っておくべき税務調査のポイント　145

1　税務調査の対象となる医院は
　　　　　どのようにして決められるのか？／146

2　税務調査に入られないための"怪しくない申告書"とは？／150

3　税務調査で書類のコピーや持ち帰りは拒否できるのか？／157

4　税務調査の事前通知はどのようにして行われるのか？／161

5　歯科の税務調査で調査官が見ているポイントとは？／166

6　反面調査は断ることができるのか？／170

7　フリーランスのドクターや歯科衛生士
　　　　　への支払は「給与」か「外注委託費」か？／174

8　税務調査で否認された場合のペナルティの
　　　　　税金にはどんなものがあるのか？／178

9　調査官が重加算税を賦課したい本当の理由とは？／181

第1章

これだけは知っておきたい個人開業医の税金の知恵

1 個人開業医の一番大きな税金「所得税」の計算方法とは？

　歯科医院を経営していくと、さまざまな税金と付き合っていくことになります。そこで、医院で発生する税金の種類と、その税金の性質、計算方法、そして納税のタイミングなどを大まかに理解しておくことが重要になります。

　まず一番大きな税金が「**所得税**」です。勤務医時代は、所得税は源泉徴収といって給与から天引きされていましたが、自分で事業を行うと、この所得税は自分で計算しなければなりません。ところが、この計算がものすごく複雑なので、これを私たち「税理士」が行うことになります。

　先生自身で所得税の計算を行うことはほとんどありませんので、細かい計算方法は知っておかなくてもよいのですが、どのようにして所得税が計算されるのかを知っておかなければ、医院の最大の支出「税金」をコントロールすることなどできません。

　まず、所得税のざっくりとした計算方法をお話しします。

　所得税は個人の「所得」に対して課税される税金です。この所得というのは、医院の「儲け」、つまり「利益」のことを指します。**個人開業医の場合、医院の利益に対してはこの所得税が、医療法人の場合、医院の利益に対しては法人税が課税されます。**

　現在、開業医の80％以上は個人事業主ですので、ほとんどの先生が医院の利益に対して所得税を支払っていることになります。この所得税の計算期間は、1月1日から12月31日までの1年間で

第1章　これだけは知っておきたい個人開業医の税金の知恵

計算を行います。つまり、1年間にどれだけの利益が出たかを計算して、それに対して、次のような算式で納税額を計算します。

所得税の計算は、図の5つのステップで考えるとわかりやすいかと思います。

図表1　所得税の計算5つのステップ

【第1ステップ：事業所得の計算】　売上－経費＝利益（事業所得）
【第2ステップ：合計所得の計算】　事業所得＋他の所得＝合計所得
【第3ステップ：課税所得の計算】　合計所得－所得控除＝課税所得
【第4ステップ：所得税の計算】　　課税所得×税率（※）＝所得税
【第5ステップ：納税額の計算】　　所得税－税額控除－源泉所得税－予定納税＝納税

※17ページ〔図表2〕を参照

第1ステップとして、医院での儲け（これを「事業所得」といいます）を計算します。年間の売上が5,000万円で、経費が3,000万円であれば、医院の儲けである利益（事業所得）は2,000万円になります。

第2ステップとして、他の所得がある場合、事業所得とそれ以外を合算します。たとえば、アルバイトで他の医院での給料があったり、セミナーの講演料があったりした場合、それらも所得になりますので、それらを合算します（この合算したものを「合計所得」といいます）。

第3ステップとして、合計所得から「**所得控除**」と呼ばれるものを控除します。所得控除とは、医療費を支払ったときの「医療費控除」であったり、寄付金を支払ったときの「寄付金控除」であったり、生命保険を支払ったときの「生命保険料控除」であったり、扶養親族を扶養しているときの「扶養控除」であったりします。

この他にもいろいろな所得控除がありますが、これらについては後ほど詳しくご説明いたします（合計所得から所得控除をマイナスしたものを「**課税所得**」といいます）。

第4ステップとして、課税所得に一定の税率を掛けて所得税を計算します。〔図表2〕（17ページ参照）からもわかるように、所得税は、超過累進税率といって、所得が上がれば上がるほど税率が上がる仕組みになっており、平成25年現在、Maxの税率は40％です（平成25年から平成49年末までは、震災復興増税として税額の2.1％が上乗せされ、平成27年からは課税所得4,000万円超は45％になる予定です）。

最後に、**第5ステップ**として、第4ステップで計算された所得税から、住宅ローン控除などの「税額控除」があればそれを控除し、さらに、すでに前払にて支払った源泉所得税、予定納税をマイナスして納税額を計算します。

開業医の場合、確定申告は税金が還付されるイベントと理解している先生もおられますが、なぜこのようなことが起こるのかというと、第4ステップで計算された所得税よりも、源泉所得税のほうが多いためです。

医師・歯科医師の場合、毎月社保の収入から約10％の源泉所得税が天引きされています（国保からは天引きはありません）。一度、社保の通知書を見てみてください。毎月通帳に入金されている金額は、源泉所得税をマイナスした金額になっているはずです。この毎月社保から税金が天引きされる制度を**源泉徴収**といい、いわゆる所得税の前払制度です。そのため、**第4ステップで計算した所得税よりも、すでに毎月社保から天引きされた源泉所得税のほ**

うが多い場合には、払い過ぎている源泉所得税が還付されるかたちになります（医療法人は社保からの源泉徴収制度はありません）。

　逆に、毎月天引きされている源泉所得税よりも第4ステップで計算した所得税のほうが多ければ、その差額の税金を所得税として翌年3月15日までに国に納付しなければなりません。

　なお、納税額が多くなった場合には、予定納税が発生します。予定納税は社保の源泉徴収同様、税金の前払制度で、昨年と同じくらいの税金が発生するだろうという前提で、納税額（予定納税控除前）の約3分の1を7月末に、そしてもう3分の1を11月末に納付します。つまり、税額の約3分の2を予定納税として前払しておくのです。そして、確定申告の時期には、この前払分の予定納税をマイナスしたものを納付することになります。

　所得税は、振替納税制度というのがあり、届出をしておけば自動的に毎年通帳引落しになるので便利です。振替納税で納める場合には、3月15日ではなく、4月の20日前後に口座から自動で引落しになります。振替納税で多額の税金の納付がある場合には、引落不能で未納とならないよう、事前に口座残高を確認しておきましょう。

　税金は、このようにほとんどが前払を前提としています。そのため、売上が急激に落ち込んだりすると、お金はほとんど残っていないのに、前年度の予定納税の支払がくるため、非常にキャッシュフローが悪化することがあります。

　これらを回避するためには、常に納税のための資金を残しておくこと、そして、納税カレンダーなどを作成し、いつ、どれくらいの納税がくるのかを理解しておくことが重要です。

2 所得税はMax40%、住民税は一律10%

　個人の開業医の場合、所得税と同じような税金で「住民税（市民税）」というのがあります。こちらも併せて覚えておいてください。

　住民税は現在、一律で10%です。厳密にいうと少し違うのですが、細かい計算は市町村が行ってくれますので、単純に課税所得の約10%が住民税と覚えておきましょう。

　所得税は、超過累進税率により5%〜40%ですが、住民税は一律10%です。よく、個人の所得税は住民税と併せて最高50%といわれるのは、個人の所得税がMax40%、これに住民税が10%で合計50%なのです。

　ここで、〔図表2〕の所得税の速算表を確認してみてください。

　この表でよく勘違いしている先生が多いのですが、たとえば、課税所得が1,800万円を超えると40%とあります。そのため、ぎりぎり1,800万円であれば33%で、1,800万円を少しでも超えた瞬間に税率が急に7%も上がるように思いますが、そうではありません。控除額というのが表に書いてありますが、課税所得に税率をかけて、控除額をマイナスしたものが税額となります。

　たとえば、課税所得が1,800万円だった場合、所得税は、

　1,800万円×33%−1,536,000円＝4,404,000円です。

　もし、課税所得が1,801万円だった場合、所得税は、

　1,801万円×40%−2,796,000円＝4,408,000円となり、ほとんど変わりません。

第1章 これだけは知っておきたい個人開業医の税金の知恵

図表2 　　　　　　　　　所得税の速算表

課税される所得金額	税　率	控　除　額
195万円以下	5%	0円
195万円を超え330万円以下	10%	97,500円
330万円を超え695万円以下	20%	427,500円
695万円を超え900万円以下	23%	636,000円
900万円を超え1,800万円以下	33%	1,536,000円
1,800万円超	40%	2,796,000円

　1,800万円を超えた部分にのみ40％の税率が適用されるので、1万円×40％＝4,000円だけ所得税が増えるかたちになります。

　税率表を見ると40％に見えますが、実際には1,801万円の医院の税率は、4,408,000円÷18,010,000円＝約24.4％、これに住民税の10％がプラスされますので、34.4％となります。**この控除額も加味した税率のことを「実効税率」と呼びます。**

　たとえば――

　課税所得が500万円の医院は、税率表で見ると20％に見えますが、所得税は500万円×20％－427,500円＝572,500円となり、実効税率は約11.4％、住民税を併せると21.4％となります。同じように、

　　課税所得1,000万円の医院の実効税率　　約27.6％（住民税含む）
　　課税所得1,500万円の医院の実効税率　　約32.7％（住民税含む）
　　課税所得2,000万円の医院の実効税率　　約36.0％（住民税含む）
　　課税所得3,000万円の医院の実効税率　　約40.6％（住民税含む）

　このように、所得が上がると徐々にMaxの50％に近づいていきます。今、先生の医院がどの辺りの所得ラインにいるのかを理解しておけば、どれくらいの所得税と住民税が課税されるのかを、

ざっくりと計画することができますので、この実効税率はぜひ覚えておいたほうがよいでしょう。

なお、住民税は、個人事業主の場合、確定申告書を税務署に提出すれば、自動的にそれが市区町村に報告され、6月頃に市区町村から通知書が届きます。

この住民税で注意が必要なのは、①納税のタイミングがずれること、②源泉徴収や予定納税といった制度がないことです。

注意点①の納税のタイミングがずれるというのは、所得税と同じなのですが、利益が出た年に納税が発生するのではなく、翌年に納税が発生するので、急激な所得の落ち込みなどがあった場合には、資金繰りが非常に厳しくなることがあります。

たとえば、プロ野球選手の場合、年俸1億円のプレイヤーが翌年に支払わないといけない住民税が約1,000万円だったとします。しかし、翌年の年俸は8,000万円ダウンの2,000万円になってしまったらどうなるでしょう。稼いだ給料の半分が、住民税の支払に消えてなくなるわけですから、とてもじゃないけどやっていけません。そのため、1億円の給料があるときに、しっかりと翌年の税金を予想して、納税資金をプールしておく必要があるのです。

なお、**住民税の支払のタイミングは、6月末、8月末、10月末、1月末の4分割です（1回ですべて6月に納付することも可能）**。たとえば、課税所得が2,000万円だった場合、住民税は約200万円です。この4分の1の50万円ずつを6月末、8月末、10月末、1月末に納付することになります。住民税は所得税同様、振替納税制度がありますので、ぜひこちらも所得税と併せて届出しておくことをおすすめします。

第1章 これだけは知っておきたい個人開業医の税金の知恵

図表3

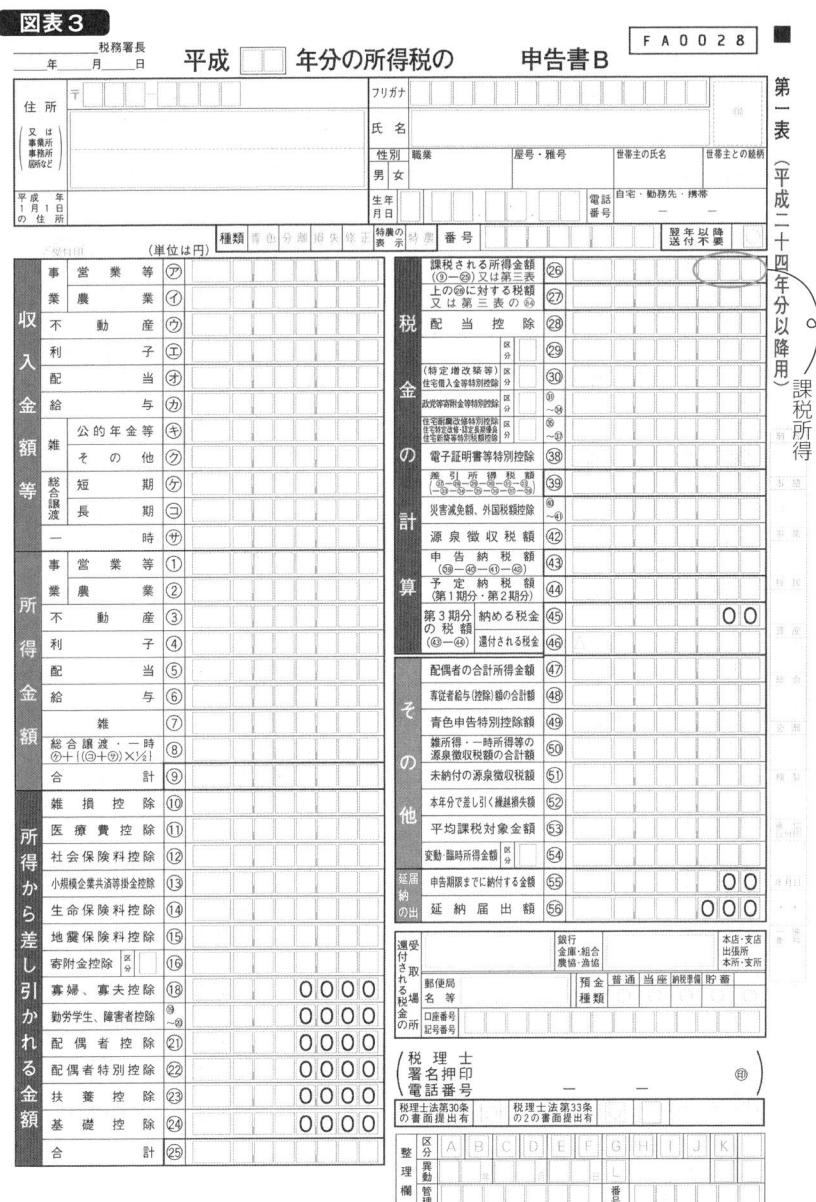

注意点②は、源泉徴収や予定納税制度がないという点です。所得税の場合、社保から源泉所得税が毎月天引きされますが、これは所得税だけで、住民税の源泉徴収はありません。また、予定納税制度もないので、単純に課税所得の約10％が翌年に住民税として発生するということになります。

　たとえば、課税所得が2,000万円だった場合、所得税は約520万円です。しかし、社保から天引きされている所得税が600万円あれば、確定申告で納める税金はなく、逆に80万円が還付されます。80万円還付されるので、住民税も支払がないのかと錯覚してしまいがちですが、そうではありません。実際には、課税所得は2,000万円ありますので、翌年約200万円の住民税が発生するのです。

　実は、所得税の節税というのは住民税の節税に直結します。なぜなら、住民税は所得税の課税所得を使って計算されるからです。そのため、世の中に住民税の節税方法について書かれた本はほとんどないといってよいでしょう。**逆にいえば、住民税について知っておかなければならないポイントはたった2つだけ。1つは納付のタイミングで、もう1つは金額です。**この2つだけ把握しておけば、住民税についてはほぼ完璧です。

　納付のタイミングは、前述のとおり6月末、8月末、10月末、1月末です。そして、納税金額の計算は、課税所得の約10％です。たとえば、平成25年の課税所得が2,000万円であれば、平成26年6月末、8月末、10月末、そして平成27年1月末にそれぞれ約50万円ずつの住民税を納付することになります。

　ちなみに、この課税所得は、確定申告書の右上の㉖の金額をいいますので、一度チェックしてみてください〔図表3〕。

第1章　これだけは知っておきたい個人開業医の税金の知恵

3　12月にチェアを購入しても節税効果がほとんどない理由

　金額の大きい機器や備品を購入した場合、支払ったお金は全額その年に経費にはできません。その機器や備品の代金を数年にわたって、分割して経費にする決まりになっています。これを**「減価償却」**といい、この**減価償却の対象となる資産を「減価償却資産」**といいます。

　この減価償却の制度というのは「高額な機械などは、1年ではなく数年間使うことができるようなものでしょう。それなら、その年数に分けて経費計上してくださいね」というものです。そして、法律上何年で経費にするのかを決めたものを「法定耐用年数」といい、この年数は資産ごとに異なってきます。

　たとえば、350万円のチェアを増設する場合を考えてみることにしましょう。

　チェアは7年で経費になります。つまり、チェアの法定耐用年数は7年です。そのため、チェアを増設した年に経費になるのは、350万円÷7年＝約50万円です（実際にはもう少し複雑な計算式になりますが、ここではわかりやすくするために省略します）。

　減価償却資産を購入した場合には、決算書の「固定資産台帳」という部分にその名前が載ってきます。固定資産台帳には、その資産の購入金額である「取得価額」が載っており、そこから毎年の減価償却で経費になった部分の価値が目減りしていき、最終的にすべて減価償却しきってしまえば、その資産の価値はゼロにな

21

ります。

　なお、この減価償却で注意が必要なのが「月数按分」です。つまり、**年の途中で減価償却資産を購入した場合、まるまる12ヵ月分経費に入れることはできなくて、購入し、使用した月からその年度末までの月数だけしか経費に計上することはできません（1ヵ月未満の端数は切り上げです）**。

　たとえば、12月20日に350万円のチェアを購入した場合、チェアを増設した年に経費になるのは50万円ではなく、350万円÷7年×1/12＝約4万円だけですので、節税効果はほとんどないといってよいでしょう。つまり、その年に「350万円」の支出があるにもかかわらず、経費になっているのはたったの4万円ちょっとということです。

　利益がかなり出ているから、チェアを購入して節税をはかろうとしても、「焼け石に水」というわけです。

　チェアの耐用年数を通じて、最終的には350万円全額が経費になるのは確かなのですが、キャッシュアウトと会計上の経費が一時的に一致しないというのは、医院経営において問題になってきます。

　実は減価償却には、購入した年の減価償却を増やすことができる方法が、次のようにいくつかあります。

1　「定率法」を選択する

　上記のように、毎年均等で経費に計上する減価償却の方法を「定額法」といいます。そしてこれとは別に、毎年一定の「償却率」というものを乗じて計算する方法を「定率法」といいます。

定率法は、定額法と異なり、初年度からたくさん経費にして、年が経つにつれて経費にする金額が減っていく、という償却方法です。

どちらを選んでも、最終的に経費になる合計額は同じですが、早く経費にしたい場合には、定率法を選択しているほうが有利です。ざっくりですが、定率法の償却率は、定額法の2倍くらいあります。逆に、「定額法」は、毎年の減価償却の金額が同じであるため、計画が立てやすいというメリットもあります。

私個人的には、減価償却は「定率法」がおすすめです。なぜなら、現在の1万円の価値と5年後の1万円の価値は異なるからです。定率法のほうが早く経費になるということは、早めに節税のメリットを受けることができるため、その分早い段階でお金が残ってきます。

そのお金を事業投資などに回すことで、レバレッジをかけることができます。償却方法は届出書1枚で変更が可能ですので、検討してみるとよいでしょう。

2　30万円未満の資産を購入する

機器や備品のような固形のものは、減価償却資産になり、上記のような減価償却を行わなければなりません。ところが、使用可能期間が1年未満の物と、金額が10万円未満の物は、購入したその年に経費にすることができます。

これは、重要性の低いものは簡単な処理をしてもよい、という考え方からきています。

さらに、30万円未満の物を購入した場合も、購入した年にすべ

て経費になります。

　これは、青色申告を行っている個人事業主や法人（出資金額等が1億円以下）についてのみ認められた優遇税制です。ただし、合計で年間300万円までが限度です（平成25年現在）。

3　高額医療機器を購入して「特別償却」を受ける

　高額な医療機器の設備投資を行った場合、「特別償却」という優遇制度を利用することができます。

　特別償却とは、取得した事業年度に、通常の減価償却にプラスして一定の金額の減価償却を上乗せできるものです（平成27年3月31日までの予定）。

　歯科医療機器で対象になるのは、500万円以上のもので、かつ一定のものです。ユニット、レーザー、ＣＴなどが含まれ、取得した年に購入した金額の12％を、通常の減価償却に追加できます。

　たとえば、600万円のレーザーを購入した場合、通常の減価償却は、ざっくり計算すると、600万円÷6年＝100万円。追加の減価償却は、600万円×12％＝72万円です。

　100万円＋72万円＝172万円が、購入した年の経費になり、通常の減価償却よりも72万円が優遇されます。

第1章　これだけは知っておきたい個人開業医の税金の知恵

4　10万円以上20万円未満の資産は 1年で経費にしないほうがよい理由

　青色申告を行っている個人事業主や法人（出資金額等が1億円以下）であれば、年間300万円までは、30万円未満の物（これを「少額資産」と呼びます）は、前述のように、購入した年にすべて経費になります。

　ですが、私の事務所では10万円以上20万円未満の資産は、1年で経費にせずに3年で経費にしています。

　この「10万円以上20万円未満の資産」については、前述の規定以外に「一括償却資産」という規定があり、法定耐用年数にかかわらず「3年で均等に償却してもよい」と決められています。

　たとえば、15万円のパソコンを購入した場合、パソコンの耐用年数は4年ですが、3年で均等償却することができるため、5万円×3年で均等に経費に計上することが可能です。しかも、この一括償却資産は月数按分が必要ないので、12ヵ月目に購入しても3分の1の金額を経費に入れることができるのです。

　ではなぜ、1年で経費にできるのに、この15万円の資産は3年で償却するのでしょうか。

　主な理由は2点あります。

　第1の理由は、この**「一括償却資産」として、3年で経費に計上した資産については、「償却資産税」の対象にならない**からです。

償却資産税というのは固定資産税の一種で、チェアやレントゲン、内装設備や看板などの「減価償却資産」を保有している場合、その薄価の約1.4％を毎年償却資産税として納めなければならない、というものです。

　自動車や土地・建物などについては、自動車税や固定資産税が課税されるので、この償却資産税の対象とはなりませんが、固定資産台帳に載っているこれら以外の資産は、基本的に償却資産税の対象となります。

　この償却資産税は、毎年減価償却により資産の価値が目減りしていき、その目減りした金額の約1.4％が課税されるため、年々減っていくことになります。

　ですから、チェアやレントゲンなどの機械、内装や看板などを保有しているだけで、毎年課税されるのがこの償却資産税です。この償却資産税は、先ほどの一括償却資産は「対象外」ということになっておりますが、30万円未満の少額資産にしたものは、この償却資産税の対象となります。つまり、10万円以上20万円未満の資産は１年で経費にすることもできるのですが、そうした場合、この償却資産税の対象となってしまうのです。

　１年で経費になるか３年で経費になるかだけの違いですので、私は10万円以上20万円未満の資産は「一括償却資産」として１年で経費にせずに３年で経費にしています。そうすることで、この償却資産税は課税されません。

　第２の理由として、１年で経費にできる少額資産の限度枠を確保するためです。**この３年で経費にする一括償却資産には限度額がありませんが、１年で経費にできる少額資産には、年間300万**

第1章 これだけは知っておきたい個人開業医の税金の知恵

図表4 少額資産と一括償却資産の違い

金　　額	経費計上	償却資産税
10万円未満	購入した年に全額経費に	償却資産税の対象外
10万円以上20万円未満	購入した年に全額経費に	償却資産税の対象
	3年で一括償却資産に	償却資産税の対象外
20万円以上30万円未満	購入した年に全額経費に	償却資産税の対象

円という限度額があります。

　もし、10万円以上20万円未満の資産を一括償却資産として3年で償却しておけば、この300万円までの1年で経費にできる少額資産の限度枠を使わずにすみます。

　もちろん、年間で300万円の限度額にいかないという場合でも、第1の理由である償却資産税対象外のメリットは受けることができます。

　もう一度おさらいしておくと、10万円未満の資産は、有無をいわさずに1年で全額経費に計上できます。そして、10万円以上20万円未満の資産は、均等で3年で償却。最後に、20万円以上30万円未満の資産は1年で全額経費計上となります。

　もし、償却資産税が課税されるよりも、早く経費にして節税をしたい、30万円未満の300万円の限度枠を使い切ることはあり得ない、という先生は、10万円以上20万円未満の資産を少額資産と

して1年で経費にすることも可能です。

　なお、専門的な話になってしまいますが、会計上、消費税込みの金額で決算書を作成する「税込経理」の場合、資産や一括償却資産の10万円、20万円、30万円という金額は、消費税込みの金額になります。

　そのため、ぎりぎりでと考え29万円の資産を購入しても、消費税を合わせると304,500円（消費税5％で計算）になり、30万円以上になってしまいますので注意が必要です。

　材料店やメーカー、ディーラーの明細書は多くの場合、単品は税抜で書かれていますが、トータルの金額で消費税の計算をしてあります。そのため、個々の資産が税込になった場合に、上記の金額以上にならないかどうかを、チェックする必要があるでしょう。

　償却資産税は、国税ではなく地方税で、市区町村などから申告書が届きます。そこに、前年増加した資産を記入して提出すれば、計算をして税額が決定され、納付書が届きます。

　税率は約1.4％で、資産の課税標準と呼ばれる評価額が150万円までの免税点があります。どれくらいの償却資産税が発生するのかは、土地建物や自動車を除いた固定資産台帳の「期末帳簿価額」の合計残高に約1.4％をかけると、ざっくりと計算することができます。

5　なぜ院長のベンツは4年落ちがいいのか？

　車を購入するとき、新車と中古車では1年目で経費にできる金額が違うことはご存じでしょうか？

　自動車の法定耐用年数は「6年」と決まっていますので、新車であれば6年で経費にすることになります。たとえば、600万円のベンツを1月に現金一括で購入した場合、1年目に経費に入れることができる金額は、定額法を選択していれば約100万円、定率法を選択していれば約200万円です。

　ところが、これが**中古車になると、耐用年数がぐんと短くなります**。中古の減価償却資産の耐用年数は、見積もりによって計算します。

　通常は、次の算式によって計算します。

①法定耐用年数の全部を経過した場合：耐用年数＝法定耐用年数×20％

②法定耐用年数の一部を経過した場合：耐用年数＝法定耐用年数－（経過年数×80％）

※それぞれ計算した年数が2年未満であれば2年、1年未満の端数は切り捨てます。

　たとえば、4年落ちのベンツを購入した場合を考えてみましょう。

　自動車の耐用年数は6年ですので、②の算式を用いると、X＝6年－4年×80％＝2.8年となり、1年未満は切り捨てになりま

すので、耐用年数は２年となります。

　税法上、中古資産の最短の耐用年数はどんな資産でも２年と決められていますので、５年落ちのベンツでも、６年落ちのベンツでも、上記の計算式で計算すると、償却期間は２年。つまり４年落ちのベンツが一番お得なのです。

　もちろん、６年落ちであろうと、４年落ちであろうと、新車であろうと、トータルで経費にできる金額は600万円と変わりはありませんが、中古車のほうが断然早く経費化できるため、節税効果は高いといえます。

　ちなみに、４年落ちの600万円のベンツの場合、償却期間は算式から２年になりますので、１年目で経費に入れられる金額は定額法なら約300万円、そして、定率法ならなんとほぼ100％の600万円が経費になるのです。なお、中古資産の場合でも減価償却は月数按分が必要になりますので、１月に購入した場合と、12月に購入した場合では、経費に入れられる金額が異なります。

　ここから「中古のベンツを買うなら４年落ちにしなさい！」ということがいえるわけです。

　では、今度はこのベンツを売るタイミングはいつがよいでしょうか？

　たとえば、ベンツなどのリセールバリューが高い車は、買ったときの値段と同じぐらいの金額で売ることができるものも少なくありません。それでは、そのときの税務処理はどうなるのでしょうか？

　このベンツは、中古で購入して２年で全額減価償却しきっています。つまり、このベンツの２年後の簿価はゼロということにな

第1章　これだけは知っておきたい個人開業医の税金の知恵

るのです。簿価ゼロの車を600万円で売却すれば、600万円の譲渡益が発生しますので、これに対して税金が発生します。

　この時に、課税所得が1,800万円以上であれば、約50％の300万円を税金として支払わなければならない計算になります（本来は譲渡所得となり特別控除などがありますが、ここではわかりやすく説明するため省略しています）。そのため、すでに減価償却しきっている資産を売却したときは、売却金額がほぼ全額利益となると考えてよいでしょう。

　それでは、この車をどのようなタイミングで売却するのがベストか？

　1つのタイミングは車を買い替えるときです。

　減価償却しきった600万円のベンツを売却すると、約600万円の譲渡益が発生します。この売却したタイミングで、同じ4年落ちの600万円のベンツを購入したらどうなるでしょうか？

　売却したベンツは確かに600万円の利益が出ますが、購入した600万円のベンツの減価償却がありますよね。購入したベンツが、4年落ちの中古車で、定率法を選んでいた場合、約600万円が1年目の経費になります。そのため、600万円の利益が600万円の経費で相殺されるかたちになるため、多額の税金が発生する、ということは防げます。

　もう1つのタイミングとしては、医院の所得が著しくマイナスになったときです。

　所得税は超過累進税率といって、所得が上がれば上がるほど高い税率になりますが、逆に所得が低いときには低い税率になります。そのため、売却して利益が確定するのがわかっているのであ

31

れば、医院が赤字の時や多額の設備投資などで所得が著しく落ち込んだときに売却したほうが、所得が高いときに売却するよりも支払う税金は少なくてすみます（なお、個人の譲渡所得は、所有期間が5年を超えると課税が2分の1となるという特典もあります）。

車については、私もクライアントからよくご質問を受けます。たとえば、「フェラーリは経費にできるのか？」「ポルシェは経費にできるのか？」「車は何台までならOKなのか？」などのご質問をいただきますが、車種がどんなものがダメとか、金額がいくら以上はダメとか、2ドアだからダメとか、2台だからダメというような規定はなく、事業の用に必要だということが証明できるのであれば、本来どんな車であっても大丈夫です。

ただ、往診にフェラーリで行くわけにもいきませんので、もしそのような車を経費に入れたいのであれば、それ相当の理由が必要になってくると思います。

また、車は減価償却資産として固定資産台帳に名前が載ってくるので、あまりにも「これはちょっと……」と思うような目立つ車種は避けておいたほうが無難かも知れません。

なお、個人事業主の場合、個人使用分については「自己否認」といって、プライベートで使用している割合は経費から外さなければなりません。

高級車を税務調査で否認されないためには、行き先・目的地など、車両の使用履歴などを、しっかり残しておくことが望ましいと思われます。

第1章　これだけは知っておきたい個人開業医の税金の知恵

6 「節税貧乏」から脱出する3つのポイント

　「決算も間近、今年は利益がかなり出そうだ。このままでは税金が！」とばかりに節税したつもりが、あとで通帳を見たら、納税に必要なお金がなくなっている――こういった状況を、私は「**節税貧乏**」といっています。

　何ともおかしな言葉ですね。節税をしようと思うがあまりに、肝心のお金がなくなってしまったというわけです。節税はあくまで「手段」であって、けっして「目的」ではありません。

　節税の目的は「自由に使えるお金を増やし、そのお金で医院の未来を創ること」です。その目的に合った質の高い節税をする必要があります。しかし、実際には「節税貧乏」に陥っている院長が多いように思います。

　節税貧乏に陥る院長に多い考え方が2つあります。
★その1：物を購入すれば、その購入額が全額節税になると勘違いしている場合……確かに、何か物を購入すれば経費が増えるため税金は減ります。しかし、たとえば30万円以上の資産を購入した場合には、経費に入れられる金額は減価償却分だけですし、仮に30万円未満のものを購入したとしても、その購入した金額分の税金が減るのではなく、購入した金額分経費が増えるだけですので、その金額に税率をかけた部分しか節税ができないのです。

★その２：節税といえば「単純に物を買う」ことしか頭の中にない場合……確かに、物を買う節税というのはもっともオーソドックスなものですが、購入した金額以上にキャッシュのアウトを生じます。そのため、節税のためにと思って物をたくさん購入すると節税にはなりますが、それ以上にお金が出ていって、結局、医院にお金が残ってないという事態が発生してしまいます。

この「節税貧乏」から脱出するためには、次の３つのポイントがあります。

【ポイント1】　いくら税金が減るかを把握した上で必要と思う物だけ購入する

　税金の計算は、簡単にいうと「(収入－経費)×税率＝税額」で計算されます。当たり前ですが、収入が減るか、経費が増えれば税金は減るというわけです。

　また、所得税の場合、所得(収入－経費)が増えれば増えるほど、税率も上がる仕組みになっています。

　すでにお話ししましたが、個人にかかってくる所得税と住民税を合わせた税率の区分は、段階的に15％から50％まであります。

　たとえば、100万円の経費を使った場合、節税になる金額は、税率15％の先生と税率50％の先生では次のようになります。

　①15％の税率の先生は……100万円×15％＝15万円
　②50％の税率の先生は……100万円×50％＝50万円

　つまり、同じ100万円の支出でも、①と②の先生では、節税効果に35万円の開きがあります。

第1章　これだけは知っておきたい個人開業医の税金の知恵

図表5　課税所得と実際の税率

195万円以下	15%(住民税を含む)
195万円超330万円以下	20%
330万円超695万円以下	30%
695万円超900万円以下	33%
900万円超1,800万円以下	43%
1,800万円超	50%

※復興特別税は考慮していません。

とくに、①の先生は、15万円の節税のために手元から100万円が出てしまいますので、②の先生以上に、その経費が本当に医院に必要なものであるかをよく考えていただく必要があります。

この場合、節税になる金額を確認するための税率は、実効税率ではなく、実際の税率を使うことになります。

経費に入れたときに、どれだけの節税になるのかは、経費額に自分の課税所得のラインの割合〔図表5参照〕を乗じたら計算できます。たとえば、課税所得が1,800万円超であれば100万円の経費（減価償却資産ではなく、10万円未満の物を100万円分購入したと仮定）を使ったら、50％の50万円が節税になります。

【ポイント2】　お金の出入りをともなわない節税を利用する

節税には、前述のようなお金の出入りをともなうものの他に、お金の出入りをともなわないものもあります。お金の出入りをともなわないものとは、医院の状況に応じて届出書などを提出するだけで、節税ができるというものです。手元にお金を残しながら

節税できるので、非常に効果的です。

　これには、計算のしかたを変更するものや、国が推進している政策に合致するものなどさまざまなものがあります。

　個人の所得税の場合、所得税の計算は〔図表1〕(13ページ)で説明したように、次の5つのステップで計算されます。
　【第1ステップ】　事業所得の計算
　【第2ステップ】　合計所得の計算
　【第3ステップ】　課税所得の計算
　【第4ステップ】　所得税の計算
　【第5ステップ】　納税額の計算
　節税のほとんどは、第1ステップの節税、つまりいかに事業所得の金額を減らすことができるか、というものです。しかし、実際には、この節税の王道は「物を買う」などが多いため、ここの節税ばかりに着目してしまうと、節税貧乏になりやすいのが現状です。

　逆に、第2ステップの節税では、事業所得を他の所得に変える、たとえば法人化して今まで事業所得であったものを給与所得に変える、退職金としてもらって退職所得控除を使う……など非常に大きな節税が可能です。

　第3ステップの節税では、所得控除を活用した節税も非常に有効です。小規模企業共済や国民年金基金などを活用すれば、うまくお金を残しながら、節税をすることが可能になります(78〜90ページ参照)。

　第4ステップには節税はありません。税率は所得に応じて決

第1章　これだけは知っておきたい個人開業医の税金の知恵

まっているからです。

　第5ステップの節税としては、税額控除というのがあります。こちらもうまく活用すれば、キャッシュアウトのない節税が可能となります。

　このように、第1ステップ以外の節税に着目することは、お金を残すための節税として非常に重要となります。

【ポイント3】　他への影響も考える

　ご存じの先生も多いと思いますが、「専従者給与」という院長先生から奥様などのご家族に給与を支払える制度があります。多くの場合、この制度でかなりの節税が可能となります。ただし、金額設定にはバランスが必要です。

　専従者給与の金額が多くなれば、奥様の所得税や住民税が増加し、結局、世帯全体で見てみると、節税ができていないというケースも考えられるからです（社会保険の扶養から外れてしまうことも考えられます）。

　さらに、実は節税すればするほど問題になることがあります。それは「借入」をする場合です。

　金融機関は、貸付の際に、利益が継続的に出ているかも見ています。

　歯科医院には、設備投資などで、まとまった借入が必要になることもあるでしょう。そのとき、税金が減ったのはいいですが、それにより借入ができないということもあり得ます。このように、**その節税が他にどのような影響を与えるかも考える必要があります**。

7 歯科医院にお金を残す節税には5つのタイプがある

　節税貧乏にならないための3つのポイントをお話ししましたが、では、歯科医院の節税にはどんなタイプのものがあるのでしょうか？

　歯科医院の節税には、私は次の5つのタイプがあると考えています。

図表6　　　　お金を残す節税5つのタイプ

タイプ	例
(1)　「課税繰り延べ型」	小規模企業共済・国民年金基金への加入
(2)　「経費先払い型」	来期以降必要となる物を購入
(3)　「所得分散型」	専従者給与の支払や医療法人化
(4)　「形態変更型」	役員報酬を退職時の退職金にする
(5)　「会計事務所型」	会計事務所サイドの節税（帳簿の付け方など）

　世の中のすべての節税が、この5つのいずれかに該当するのではないでしょうか。それでは、これらを1つずつ説明していくことにします。

1　「課税繰り延べ型」の節税とは？

　「課税繰り延べ型」の節税とは、今支払うべき税金を将来に先送りにするタイプの節税です。たとえば「小規模企業共済」や「国

第1章　これだけは知っておきたい個人開業医の税金の知恵

民年金基金」などがこれに該当します。

　現在支払ったものは、全額経費（所得控除）となりますが、最終的には、これらのお金は「退職金」や「年金」として手元に戻ってきます。支払ったときに経費にしていますので、手元に戻ってきたときには、これらは所得として、所得税の課税の対象となります。

　ところが、この「退職金」や「年金」については、所得税法上、通常の歯科医院の利益である「事業所得」よりも税負担が優遇されています。

　トータルでのキャッシュメリットは非常に高い上に、個人事業主の弱い部分である「老後」をカバーするものとなり、ライフプラン上も非常に有利に働くことが多くなります。

　これらの所得控除以外にも、倒産防止共済を活用したり、医療法人で生命保険を活用したりと、いろいろな方法があります。これらについては第3章以降で詳しく説明しています。

2　「経費先払い型」の節税とは？

　「経費先払い型」の節税とは、来期以降必要となるような経費を先に支払っておくものです。

　たとえば、「パソコン」であったり、「チェア」であったり、どうせ来期は必要となりそうな物なら、先に購入しておくのです。ただし、ここで注意が必要な点が2点あります。

　1つは、すでに何度も説明してきたように、10万円（青色申告者は一定の要件のもと30万円）以上の物は「減価償却資産」となるため、1年で全額経費にすることはできないこと。

もう1つは、診療材料などの「棚卸資産」は、どうせ翌年に使うものだからといって大量購入しても、年末に棚卸ししなければならず、在庫として残っている分は、経費から除外しなければいけないことです。
　ただし、結局税金を今年支払うのか、来年支払うのかの違いだけですので、一生涯で見たらそれほど大きな節税メリットは期待できません。でも、できるだけ今期の納税額を少なくしたいという場合には、おすすめの節税タイプです。
　この「経費先払い型」の節税をする際のポイントは「いったいどんな物にお金を使っていけばよいのか？」ということ。もちろん、経費を使えば税金は少なくなりますが、それ以上のキャッシュが出ていってしまいます。節税貧乏とならないよう、将来にわたって利益を生むもの、仕事の効率化をはかれるものに投資を行ってください。

3　「所得分散型」の節税とは？

　個人の所得税は、超過累進税率といって所得が高くなればなるほど税率も上がります。**そのため、親族に専従者給与を支払ったり、医療法人化して法人と個人、さらには親族の役員に所得を分散したりすることで節税を行うことが可能です。**
　この「所得分散型」の節税方法では、分散前の所得と比べてトータルでの税金がどれくらい節税になるのかをシミュレーションし、把握することが非常に重要です。たとえば、法人化してどれくらいの節税になるのかなどは、数字で表さないとよくわかりません。

私のクライアントでも、年間1億円以上の売上があって、個人の所得税を何千万円と支払われていた先生が数名おられました。すぐに医療法人化を行い、数百万円の節税ができたケースもあります。しかし、私たちがシミュレーションするまで、法人化が有利かどうか、院長先生はご存じなかったのです。
　とくに、医療法人化は非常に大変で、書類の作成なども非常に煩雑ですので、年間何件も医療法人化をしている私たちですら、書類の作成などに大量の時間を要します。しかし、一度法人化してしまえば、その後何年もにわたって税金のメリットを享受できるのであれば、絶対に検討すべきです。

4　「形態変更型」の節税とは？

　「形態変更型」は、たとえば医療法人で役員報酬としてもらっていた給料を、退職金でもらう、個人名義で加入していた生命保険を、医療法人名義で加入する、医療法人化して個人の所得税ではなく法人税で納税するなど、形を変えることで節税を行うものです。
　たとえば、給与には「給与所得控除」というものがあり、1,000万円の給与をもらっても、そこから一定額の給与所得控除と呼ばれるものを引いた後のものに、税金が課税されます。
　また、個人の生命保険は「生命保険料控除」という所得控除で、1契約では最大5万円しか所得からマイナスできません。しかし、医療法人で生命保険を支払うと、支払った金額の全額や半額が経費になるものもあります（なお、経費になる金額は、その保険の性質により異なります）。

このように、うまくかたちを変えることで、支払うお金は同じでも節税を行うことができるのです。

5 「会計事務所型」の節税とは？
　「会計事務所型」とは、会計事務所の帳簿の付け方で節税ができるタイプのものです。

　たとえば、「貸倒引当金の設定」や「措置法による概算経費」などです（60〜69ページ参照）。

　これは、歯科医院サイドでできるものではなく、会計事務所サイドで行うものですから、対策としては「歯科医院の節税を熟知している税理士さんと付き合うこと」くらいになってくると思います。

　以上、医院の節税には5つのタイプがありますが、院長が行おうと思っている節税方法がどの節税に該当しているのか、理解しておくとよいでしょう。

第1章　これだけは知っておきたい個人開業医の税金の知恵

8　売上が10％増えたら納税額が4倍になるカラクリとは？

　個人の歯科医院の場合、よくある質問で「**売上が少し増えただけなのに、納税額が何倍にもなった！**」というものがあります。なぜこのような不思議なことが起こるのでしょうか？

　これを簡単に説明いたします。

　たとえば、先生の歯科医院の昨年の売上が8,000万円だったとします。変動費は20％の1,600万円、固定費が4,500万円と仮定します。ここから所得控除が150万円、社保から天引きされている源泉所得税が年間合計350万円だった場合、納税額はどのようにして計算するでしょうか。

　前述の税金の計算式に当てはめてみましょう〔図表7〕。なお、

図表7　　実例：納税額計算のステップ（1）

【第1ステップ：事業所得の計算】　売上－経費＝利益（事業所得）
　　　8,000万円－1,600万円－4,500万円＝1,900万円
【第2ステップ：合計所得の計算】　事業所得＋他の所得＝合計所得
　　　他の所得はゼロなので、合計所得は1,900万円のまま
【第3ステップ：課税所得の計算】　合計所得－所得控除＝課税所得
　　　1,900万円－150万円＝1,750万円
【第4ステップ：所得税の計算】　課税所得×税率（※）＝所得税
　　　1,750万円×33％－1,536,000円＝4,239,000円
【第5ステップ：納税額の計算】　所得税－税額控除－源泉所得税－予定納税＝納税額
　　　4,239,000円－3,500,000円＝739,000円

※復興特別税は考慮していません。

青色申告特別控除などは、ここでは考慮しないこととします。

つまり、この場合の納税額は739,000円となります。そして今年、売上が10％増えて8,800万円になったとします。このとき、税金の納税はいったいどれくらい増えると思いますか？

まず、単純に売上が上がると、それにともなって変動費も上がります。変動費の率は、毎年それほど変わらないと思いますので、昨年と同じ20％とすれば、今年の変動費は1,760万円になります。固定費もそれほど毎年変動はないはずですので、こちらも昨年と同じと仮定します。

所得控除も昨年と同じ150万円で、社保から天引きの源泉税は、売上にともなって10％増しの385万円とします。そうすると、納税額はいくらになるでしょうか。

ここでも、同じように5つのステップに当てはめて計算してみましょう〔図表8〕。

図表8　実例：納税額計算のステップ（2）

【第1ステップ：事業所得の計算】　売上－経費＝利益（事業所得）
　　8,800万円－1,760万円－4,500万円＝2,540万円
【第2ステップ：合計所得の計算】　事業所得＋他の所得＝合計所得
　　他の所得はゼロなので、合計所得は2,540万円のまま
【第3ステップ：課税所得の計算】　合計所得－所得控除＝課税所得
　　2,540万円－150万円＝2,390万円
【第4ステップ：所得税の計算】　課税所得×税率（※）＝所得税
　　2,390万円×40％－2,796,000円＝6,764,000円
【第5ステップ：納税額の計算】　所得税－税額控除－源泉所得税－予定納税＝納税額
　　6,764,000円－3,850,000円＝2,914,000円

※復興特別税は考慮していません。

第 1 章　これだけは知っておきたい個人開業医の税金の知恵

納税額は2,914,000円。つまり、売上がたった10％増えただけなのに、納税額は約4倍にもなってしまったということになります。

では、なぜこのようなことが起こるのでしょうか。
　1つめの理由は、所得が1,800万円を超えると、その超えた部分については40％（住民税を入れると50％）の税金が発生するためです。
　売上が増えたらそれだけ所得も増えますので、それに対応する税金も増えます。しかも、その増える所得が税率Maxの40％部分であれば、増えた部分の40％の所得税が発生するというかたちになります。
　2つめの理由は、医院の場合、社保から天引きされている所得税があるためです。
　実は、昨年度の納税は739,000円でしたが、すでに社保から天引きされている税金がありますので、これらをトータルすると、4,239,000円の税金を支払っている計算になります。
　同じように、今年の税金は社保から天引きされている所得税をトータルすると、6,764,000円になります。つまり、昨年から増えた税金は6,764,000円－4,239,000円＝2,525,000円。
　これに対して、所得がいくら増加したのかというと2,540万円－1,900万円＝640万円。ちょうど増えた部分の40％で256万円となり、ほぼ合う計算になります。

　確定申告で納付する金額は、4倍になっているかもしれませんが、実際にトータルで増えた税金は、4倍にもなっていないの

です。

　ただ、このすでに社保から天引きされている源泉税があるので、納税額が何倍にもなってしまうということが起こりえるのです。このように、社保から毎月天引きされていることで、確定申告で納付する税金は少なくなります。

　これは、スタッフの給与から毎月天引きしている源泉税と同じカラクリです。

　毎月天引きされていると、その分は払っているという感覚はマヒしてしまいます。実際には、確定申告時に還付になっても、すでに毎月の社保から天引きで納付はしているので、税金を支払っていないように勘違いしてしまいます。この源泉徴収の制度は医療法人にはありませんので、医療法人になると納税の資金をしっかりと確保しておく必要があります。

　また、住民税にも源泉徴収制度はありませんので、所得税は還付されても、住民税は納付が必要になることもあります。この辺は、源泉徴収という制度をしっかりと理解して、急な資金繰りの悪化に備えてください。

第1章　これだけは知っておきたい個人開業医の税金の知恵

9 海外法人を使ったウルトラCの節税は存在するのか？

　歯科医院の節税には、基本的に税金が半分になるような「ウルトラC」はあり得ません。

　売上が増えれば、それにともなって税金も増えていく——これが税金の世界の原理原則です。それを無理矢理ねじ曲げようとすると、結局ふたを開けてみればお金が残っていなかったということが多いようです。

　かつては「レバレッジドリース」という、飛行機やヘリコプターを購入して節税をするなどといった節税手法もありましたが、それも結局は、税法が改正になり使えなくなりました。

　たとえ頭のよい専門家が、法律に抵触しない必殺の節税方法を考え出しても、後出しじゃんけんで、国はそれを使えなくしてしまう法律を出します。

　ですから、**医院にお金を残す鉄則は、売上を上げて利益を最大化し、納税をした後のお金を「牛のよだれ」のように粘っこく残していく——これしか方法はありません。**もちろん、その中で「最低限の節税は行っていく」というスタンスが、一番お金の残る考え方だと思います。

　歯科医院の場合、利益率が高いため、どうしても納税額は多額になってしまいます。

　そのため、決算期末が近づいてくると、節税のためにたくさん物を購入する先生が少なくありません。もちろん、絶対に必要な

47

物であればよいのですが、「節税」が目的となってしまって、「医院のキャッシュを最大化する」という目的から遠ざかってしまっている先生も多いように思います。

　最近よく聞くのが「海外法人を使った節税」です。
　香港やマカオなど、税率の低い国に法人をつくり、そこから仕入を行ったり、人の派遣を行ったりすることで、大きな節税ができるようなことをうたうコンサルタントも出てきているようです。果たして本当にこのようなことで、大きな節税が可能なのでしょうか。
　結論から申し上げると、海外法人を使って節税をすることは非常に難しいといえます。なぜなら、**税率の低い国につくった法人には「タックス・ヘイブン税制」と呼ばれる税制が適用されるからです**。
　「タックス・ヘイブン税制」とは、日本の居住者で、税率20％以下の地域につくった法人で上った利益は、オーナー個人の雑所得として日本国内の課税の対象となる、というものです。参考条文は次のとおりです。

（租税特別措置法）第40条の4（居住者に係る特定外国子会社等の留保金額の総収入金額算入）
　1　次に掲げる居住者に係る外国関係会社のうち、本店または主たる事務所の所在する国または地域におけるその所得に対して課される税の負担が本邦における法人の所得に対して課される税の負担に比して著しく低いものとして政令で定める外国関係会社に該当するもの（以下この条において「特定外国子会社等」という）が、昭和53年4月1日以後に開始する各事業年度（第2条第2項第19号に規定する事業年度をいう。以下この条において同じ）において、その未処分所得の金額から留保したものとして、政令で定めるとこ

第1章　これだけは知っておきたい個人開業医の税金の知恵

ろにより、当該未処分所得の金額につき当該未処分所得の金額に係る税額および法人税法第23条第1項第1号に規定する剰余金の配当、利益の配当または剰余金の分配（以下この項および次項において「剰余金の配当等」という）の額に関する調整を加えた金額（以下この条において「適用対象金額」という）を有する場合には、その適用対象金額のうちその者の有する当該特定外国子会社等の直接および間接保有の株式等の数に対応するものとしてその株式等（株式又は出資をいう。以下この項及び次項において同じ）の請求権（剰余金の配当等、財産の分配その他の経済的な利益の給付を請求する権利をいう。以下この項および次項において同じ）の内容を勘案して政令で定めるところにより計算した金額（次条において「課税対象留保金額」という）に相当する金額は、その者の雑所得に係る収入金額とみなして当該各事業年度終了の日の翌日から2月を経過する日の属する年分のその者の雑所得の金額の計算上、総収入金額に算入する。
　一　その有する外国関係会社の直接および間接保有の株式等の数の当該外国関係会社の発行済株式または出資（当該外国関係会社が有する自己の株式等を除く）の総数または総額のうちに占める割合（当該外国関係会社が次のイからハまでに掲げる法人である場合には、当該割合とそれぞれイからハまでに定める割合のいずれか高い割合。次号において「直接および間接の外国関係会社株式等の保有割合」という）が100分の10以上である居住者
　イ　議決権（剰余金の配当等に関する決議に係るものに限る。以下この号および次項において同じ）の数が一個でない株式等を発行している法人（ハに掲げる法人を除く）
　その有する当該外国関係会社の直接および間接保有の議決権の数の当該外国関係会社の議決権の総数のうちに占める割合
　ロ　請求権の内容が異なる株式等を発行している法人（ハに掲げる法人を除く）
　その有する当該外国関係会社の直接および間接保有の請求権にもとづく剰余金の配当等の額の当該外国関係会社の株式等の請求権にもとづき受けることができる剰余金の配当等の総額のうちに占める割合
　ハ　議決権の数が一個でない株式等および請求権の内容が異なる株式等を発行している法人
　イまたはロに定める割合のいずれか高い割合
　二　直接および間接の外国関係会社株式等の保有割合が100分の10以上である一の同族株主グループに属する居住者（前号に掲げる居住者を除く）
　2　前項およびこの項において、次の各号に掲げる用語の意義は、当該各号に定めるところによる。

49

> 一　外国関係会社　外国法人で、その発行済株式または出資（その有する自己の株式等を除く）の総数または総額のうちに居住者および内国法人ならびに特殊関係非居住者（居住者または内国法人と政令で定める特殊の関係のある非居住者をいう。以下この号において同じ）が有する直接および間接保有の株式等の数の合計数または合計額の占める割合（当該外国法人が次のイからハまでに掲げる法人である場合には、当該割合とそれぞれイからハまでに定める割合のいずれか高い割合）が100分の50を超えるものをいう。

　つまり、税率の低い諸外国に法人をつくっても、そこで上がった利益は、日本の居住者である限り、日本国内で上がった所得とみなされて、日本国内で課税されるのです。

　これを避けようと思えば非居住者になるしかありませんが、日本国内でドクターとして活動している限り、現実的に非居住者となることは不可能に近いのではないかと思われます。

　海外の節税スキームについては、このような日本の細かい税制をしっかりと理解した上で行うことが重要です。また、何かトラブルがあったときには、英語を使って自分でそのトラブルを解消できるくらいでなければ、うまくいきません。

　結局のところ、節税に「ウルトラC」は存在しないのです。

10 ライフプランをつくって「足るを知る」こと

　私は、資産運用のアドバイスなども行っているのですが、ある時、電話相談で次のような質問を受けたことがあります。
　「海外のヘッジファンドなどで、利回りのよいものがあると聞いたのですが、そのような資産運用に非常に興味があり、ぜひこれから始めたいと思っています。そして先日、知り合いの人から○○という商品を紹介されました。利回りが年間で10％くらいあるということで購入を検討していますが、最低投資額が2,000万円からなので、本当に投資してよいのかどうか迷っています。これについてぜひアドバイスをいただきたい」ということでした。
　私はまずその先生に、なぜ今お金を10％で増やしたいのかをうかがいました。すると、日本の国内に置いておいても、お金は増えないので海外のファンドなどで増やしたほうがよいのでは、という回答でした。「なるほど」と思い、さらに私はヒアリングを続けました。
　すると、ヒアリングからいろいろなことがわかりました。その先生は年齢が55歳。ご家族は奥様のみでお子様はいらっしゃいません。さらに、医療法人の理事長で、現在年間約2,000万円の役員報酬をもらっており、貯蓄は1億5,000万円くらいある、とのことでした。
　そのことを聞いて、私はこのように答えました。
　「そもそも、10％で増やす必要があるのですか？」

相談してこられた先生としては、日本に置いておいても金利などほとんどつかないので、それであれば海外のファンドなどで運用したほうがよいのでは、と考えたのでしょうが、そもそもの話しとして、それだけ増やしても、生涯に使い切れるのかということが、私は一番疑問だったのです。

　この相談者に限らず、実はこのように**「とにかくお金は増やさなければならないものだ」と考えている先生は非常に多いのです**。こうした考え方を持っていると、いくらお金を増やしても、もっと増やさなければならないというプレッシャーや不安が出てきます。また、そのような限りない人間の欲望を、悪い業者は虎視眈々と狙っています。絶対に売る側は自分にとって都合のいいことしかいいません。
　このように「やめておいたほうがいいですよ」といってくれる人は、まったく利害関係がない私たちのような立場の人か、あなたの家族だけなのです。
　保険などを使った節税においても重要なことは、「出口戦略」をしっかりとプランニングすること。一時的な課税の繰り延べのためだけに保険に加入するのではなく、自分が何歳で退職したいのか、医院は最終的にどうしたいのかなど、自分の人生を計画しておくことが先決です。これを表にしたものが「ライフプラン表」と呼ばれるツールです。
　医院の経営計画だけでなく、自分自身のライフプランを作成し、「足るを知る」ことが重要です。自分の人生でやりたいことをすべて数字化して、実際にどれだけのお金が必要なのかを計算して

第1章　これだけは知っておきたい個人開業医の税金の知恵

みます。そうすることで、お金を常に追い求めなければならないという考え方から脱却し、「お金の奴隷」から解放されることができます。

　私が考える成功とは、たくさんのお金を得ることではなく、「自分の思い描いたとおりの人生を歩むこと」です。そのために、一番にしなければならないことは、まず夢を書き出すことです。しかし、単に夢を書き出しただけでは、その夢は残念ながら本当に「夢」のままで終わってしまいます。

　そこで、その夢に期日を入れ、数字を入れて、自分の「人生の設計図」を描き、人生においていったいいくらのお金がどのタイミングで必要になるのかを把握する→そして、その夢の実現のための具体的なアクションプランを考える→もしその計画の中で資産運用が必要なのであれば、どのような商品に投資すればよいのかを考え、調べてアクションを起こしていく――これは、拙著『キャッシュ最大化計画』（クインテッセンス出版）でも書いた一番の主張でもあります。

　資産運用の世界の原理原則は「ハイリスク・ハイリターン」もしくは「ローリスク・ローリターン」です。つまり、リターンが高いものは必ずリスクも高いのです。ローリスク・ハイリターンのような商品は基本的にはありません。

　役員報酬が2,000万円とのことでしたが、皆さん気づいておられないかもしれませんが、これは一部上場企業の常務レベルです。金額だけでいけば「超」がつくほどの成功者です。

　基本的にドクターは富裕層なのです。そんな先生がわざわざリスクの高い投資をしてまで、さらにお金を得る必要があるので

しょうか。

　すでに自分で多額の設備投資を行い、たくさんの人を雇って事業を行っているという時点で、相当のリスクを負っているのに、さらに資産運用でまでリスクを負う必要があるのでしょうか。

　ただ、勘違いしないでいただきたいのですが、海外には７％前後の利回りで、比較的リスクの低い商品はたくさんありますし、すべての資産を日本円で持っているということのリスクの防衛は必要だと思います。

　大事なことは、自分がなぜその商品に投資する必要があるのかという具体的な理由と人生計画です。

　私も昔はＦＸや海外の資産運用などを積極的にすすめていましたが、最近はめっきりそのような機会も減りました。なぜなら、資産運用などよりも、自分の事業に投資するほうがよっぽどレバレッジがかかる投資だということに気がついたからです。

　海外に500万円預けて、これを２倍の1,000万円にするのはかなり大変ですが、勤務医を雇うために500万円投資して、ここから1,000万円のリターンを得ることはそれほど難しいことではありません。

　そのため、順番としてはまず自分の事業への投資、そしてそれでも使わないお金が残ってくるのであれば、それについては資産運用などの投資という順番になります。医院での売上が上がらないから、その不足分を資産運用でカバーするという考えは、間違っても持たないようにしてください。

第1章　これだけは知っておきたい個人開業医の税金の知恵

11　50％以上の歯科医院が売上8,000万円以上を達成できる理由とは？

　2013年現在、弊社のクライアントは95％以上が歯科医院です。そして、クライアントの50％以上が、売上8,000万円以上を達成しています。

　現在、歯科医院の売上は、全国平均で4,000万円弱でしょう。

　8,000万円以上の売上がある歯科医院は、10％以下といわれています。

　歯科医院の経営が、そのような非常に厳しい現状にもかかわらず、弊社のクライアントはほとんどが毎年増収を達成しており、お金が残る体制を築いています。

　では、なぜそうしたことが起こるのでしょうか。

　実は、歯科医院にお金を残すにはある一定の順番があるのです。その順番どおりに1つひとつ実行していけば、どんな医院でもほとんどお金を残すことができるのです。

　たとえば「医院にお金が残らない」と感じている先生が一番にしなければならないことは「定量分析」と呼ばれるものです。「定量分析」とは、数字を使って事象を表現して、次の打つ手を考える一連のプロセスのことをいいます（数字の「量」を事象で「定」めるので、「定量」といいます）。

　このように、医院を改善していくための定量分析で必要な数字があります。それは「基準値」と呼ばれるものです。基準値とは、簡単にいえば**「自分が属している業界の平均的な数字」**です。

図表9　　　　　歯科医院に必要な基準値

- １台当たりのチェアで診られる患者さんの数
- 無断キャンセル率・総キャンセル率
- 変動費率・人件費率・利益率など
- 利益に対する税率
- 他の歯科医院の数字の動向

　たとえば、歯科医院の基準値には、次のようなものがあります〔図表９参照〕。

　これらを理解していないと、いったい自分の歯科医院のどこに問題があって、どこを改善していけばよいのかがわからないからです。

　たとえば、チェア１台当たりで上がる保険売上は年間で約2,000万円がMaxです。仮に、自分の医院の保険売上が１台当たり年間1,000万円だったとしましょう。

　では、2,000万円上がっている歯科医院はどんなことをしているのか、という疑問が生じてきます。でも、こういった情報を知らなければ、いったい自分はイケているのか、イケていないのか、それすらわからないのです。

　このように数字を使って分析すれば、なぜお金が残ってこないのかが簡単にわかります。

　また、まえがきでも書きましたが、「お金が残ってこない」と感じる一番の理由は、単純に売上ボリュームが足りないことが多いのです。

　医院経営では、売上がすべてを凌駕するのです。はっきりいっ

第1章　これだけは知っておきたい個人開業医の税金の知恵

てしまえば、この本でお伝えする節税のノウハウをある程度理解しておけば、あとは売上を上げること、患者さんの数を増やすことに全力投球したほうがよいことになります。

「そんなことをいっても、医院の売上を上げるのが一番難しいんだよ」と思われている先生は、次の3つのいずれかの原因があります。

第1は、**患者さんに支持されていないこと**。いくら新患数が多くても、支持される医院をつくれていなければ、患者数は増えていきません。

第2は、**リコールの仕組みができていないこと**。しっかりとメインテナンスでストックの患者数が増え続けるモデルを築いていかなければ、常に新患を追い求めないといけないということになり、院長自身もスタッフも疲弊してしまいます。

第3は、**新患数が少ないこと**。基準値としては歯科医院で1ヵ月40人です。1ヵ月40人以上の新患があり、しっかりとメインテナンスシステムが確立されていれば、患者数・レセプト枚数は増え続けていきます。

私は税理士ですが、クライアントとの打ち合わせは、ほとんどこのようなことに時間を使っています。

なぜなら、税金の提案や節税の提案などは、本書に書かれていることくらいを押さえておけばそれほど問題はなく、それよりもどうやってもっと売上を増やしていくのかを、一緒に考えたほうが生産的だからです。

とくに、ホームページを使った増患対策は、多くのクライアン

トに非常に喜んでいただいております。どのように文章を書いたらよいのか、どのようなコンテンツを盛り込んだらよいのか、アクセスを飛躍的に上げる方法などのコンサルティングを行い、新患数を爆発的に増やしています。

　もちろん、このように新患数が増え、売上が増えてくると、税金が数千万円発生する、ということもあります。こうなってくると、やはり最大の支出である税金をコントロールしていく必要が出てきます。

　私はこれまで、ムダな税金を支払っているかわいそうな先生をたくさん見てきました。

　売上が1億円以上もあるのに医療法人化していない先生、たくさん納税をしているのに、小規模企業共済などの税制優遇がある商品に投資していない先生、本来受けられるはずの税額控除を受けていなかった先生など、私が見てきただけでも、これだけたくさんあるのですから、これは氷山の一角にすぎないとも思っています。

　次章以降では、ムダな税金を支払わないための節税の知恵と、急な納税で資金繰りに困らないための税金の計算方法や、納税のタイミングをお伝えしていくことにします。

第2章

知らないと損する所得税の節税のポイント

1 個人開業医のウルトラCの節税「措置法（医師優遇税制）」を活用する

ここでは、個人の節税の中でも、第1ステップの「事業所得の計算」における節税方法をお伝えしていくことにします。

1 「措置法」は医師・歯科医師のみに認められた最強の節税方法

ほとんどの先生が「**措置法**」（「医師優遇税制」とも呼ばれます）という言葉を聞かれたことがあると思います。前章で、節税にウルトラCは基本的にはないとお話ししましたが、この「措置法」は医師・歯科医師のみに認められたウルトラCの節税方法です。私は、この措置法こそ、使い方次第で、最強の節税方法だと思います。

節税には、2つのパターンがあります。1つは、キャッシュの支出があるもの。そして、もう1つは、キャッシュの支出のないもの。通常、節税をしようと思えば、キャッシュの支出が発生します。たとえば、パソコンを購入したり、広告代を支払ったりで、経費を使えば節税にはなりますが、それ以上のお金が出ていってしまいます。これでは医院にお金が残りません。

ところが、お金が出ていかずに節税をする方法があるのです。それが、この「措置法」と呼ばれるもので、簡単にいうと、医師と歯科医師は、年間の保険収入が5,000万円以下の場合、概算で経費を計算できるという制度です（「措置法」と呼ばれる理由は、所得税法の「租税特別措置法26条」に規定されていることから、略し

第2章　知らないと損する所得税の節税のポイント

て、「措置法」と呼ばれています)。

　通常、税金（所得税）を計算するにあたっては、売上から経費を差し引いた利益に対して所得税が計算されます。

　売上は、保険売上、自費売上、歯ブラシなどの雑収入の合計となります。そして、経費は人件費や家賃、リース料、その他の経費の合計となります。売上金額から、この実際にかかった経費を差し引いた利益を用いて、税金を計算する普通の計算方法を「実額計算」と呼びます（実際の金額を使うから「実額計算」です）。

　これに対し、歯科医師などの場合、保険売上にかかる経費を、実際にかかった経費を使わずに、なんと概算で計算することができるのです。

　計算例を見ていただければ、簡単にわかるかと思います。

◆A歯科医院◆

　　保険売上……………3,500万円
　　自費売上＋雑収入……500万円
　　（売上合計…………4,000万円）
　　経費合計……………2,400万円

まず、「措置法」が使えるかどうか判定します。

　3,500万円≦5,000万円

ですから、A歯科医院は、措置法の計算ができます。

次に、措置法の有利・不利を判定します。

(1)　措置法を使わないで計算した場合の利益

　4,000万円－2,400万円＝1,600万円

(2)　措置法を使って計算した場合の利益

　①保険に対する概算の経費を次の〔図表10〕で求めます。

図表10 保険収入にかかる概算必要経費の計算

保険収入	保険収入にかかる概算必要経費
1） 2,500万円以下	保険収入×72%
2） 2,500万円超3,000万円以下	保険収入×70%＋50万円
3） 3,000万円超4,000万円以下	保険収入×62%＋290万円
4） 4,000万円超5,000万円以下	保険収入×57%＋490万円

保険売上3,500万円は、3）の区分ですから、

3,500万円×62%＋290万円＝2,460万円

②自費に対する経費を求めます。

実際の経費をもとに、売上合計のうち自費の占める割合で計算します。

2,400万円×500万円÷4,000万円＝300万円

③経費の合計は、①2,460万円＋②300万円＝2,760万円

よって利益は、4,000万円－2,760万円＝1,240万円

（3） 有利・不利の判定

1,600万円＞1,240万円で、措置法を使ったほうが利益が約360万円減り有利となります（税額でいうと税率30%の場合、約100万円の節税になります）。

実際の計算はもう少し複雑ですので、顧問の税理士さんに相談していただきたいのですが、細かい計算を理解して申告書を作成するのが目的ではなく、要はざっくりとした計算方法を理解して、先生が措置法を利用したほうが有利になるのかどうかを、この計算式から判断していただきたいのです。

ちなみに、この措置法を使った節税は、第1章でご紹介した「会

第2章　知らないと損する所得税の節税のポイント

図表11　　　　　　　**措置法簡易チェックリスト**

```
1. 収入を計算する
   ①保険収入[　　　]円＋②自費収入[　　　]円＝③合計収入[　　　]円
2. 収入に占める自費の割合を計算する
   ②／③×100×75％(歯科医院は75％) ＝④[　　　]％
3. 自費にかかる経費を計算する
   ⑤経費合計[　　　]円×④＝⑥[　　　]円
4. 保険にかかる実額経費を計算する
   ⑤ － ⑥ ＝⑦[　　　]円
5. 保険にかかる概算経費を計算する
   ①×概算経費率[　　　]％ ＋ [　　　]円＝⑧[　　　]円
                              ([図表10]の計算表より)
6. 実額経費と概算経費の比較検討
   ⑦ ＜ ⑧ …………措置法による節税の可能性大!!
```

計事務所型」の節税方法になり、お金の出入りをともなわない節税です。しかも、おそらくその中でもトップクラスのインパクトのある節税になります。

　この措置法を選択する場合には、申告書にその計算書類を添付して「措置法の適用を受けます」と書くだけでOKですので、先生が行うことは、とくにありません。また、この措置法を選択するかどうかは毎年選ぶことができます。しかし、選択しなかった場合には、あとで「すみません。やっぱり間違っていたので措置法にします」ということはできません。

　私の事務所では、95％以上のクライアントが歯科医院ですので、保険の年間売上が5,000万円以下の黒字の歯科医院はすべてシミュレーションを行い、有利・不利を判断するようにしていますが、もし、先生の医院が利益率の高い、つまり「節約志向」の

医院で、措置法を使っていないのであれば、一度計算してメリットが出ないかどうかを検証してみる必要があるといえます。

前記の例の場合、実際に経費を2,400万円しか使っていないにもかかわらず、2,760万円が経費になっています。つまり、差額の360万円を「措置法を利用しますよ」と申告書に書き、計算書類を添付するだけで、経費にオンできるわけです。

2　措置法のメリット・デメリット

実際の経費が、前記で計算した概算経費の2,760万円を超える場合は、措置法を使うメリットはありません。

注意していただきたいのが、年間の保険売上が5,000万円を1円でも超えると適用が受けられなくなるという点です。ですから、節約志向で経営していた場合には、その少ない経費で申告することになります。明らかに5,000万円を超えないという先生なら、利用を検討すべきです。

もう1つ気をつけていただきたいのは、**節約志向ではどうしても「下向きのマインドになりやすいということ」**です。

実は、弊社のクライアントは、措置法が非常に少なく、利用されているのは全体の約1％です（2013年現在）。

もちろん、保険売上が5,000万円を超えてしまっている医院が多いというのもありますが、それでもこれだけたくさんの医院があって、措置法を使っている医院が約1％というのは非常にレアケースだと思います。

措置法を利用している先生が少ないのには理由があり、歯科医院の場合、積極的に投資をしていくことが医院の成長につながる

と私は考えていますので、多くの先生に積極的に投資を行ってもらいます。保険売上が5,000万円以下の場合には、経費を節約してお金を残すことよりも、より売上を上げるために、お金をガンガン人や設備への投資に回すことをアドバイスします。

確かにそうすることで最初はお金が残らないのですが、ある一定の閾値(いきち)を超えることで、措置法を使うよりも多くの自由に使えるお金を、医院に残すことができるからです。

3 まず、自分がどうなりたいのかというビジョンを明確にする

もちろん、成功の定義は人それぞれです。売上を上げること、医院の規模を大きくすることだけが成功ではありません。

成功とは「自分が思い描いたとおりの人生を歩むこと」なのです。そのため、現状で満足という場合には措置法を利用していてもかまわないのですが、税制が変わっていきなり納税が増えるというリスクがあることも理解しておいてください。

自分がどうなりたいのかを考えた上で、制度を利用するという考え方を持つことが大切です。けっして、制度に振り回されてはいけません。この措置法は、そのことに気づかせてくれる存在なのかもしれません。

※平成25年度税制改正において、措置法の改正がありました。保険収入5,000万円以下に加えて、その年の医業にかかわる収入金額が7,000万円以下という要件が追加される予定です。背景には、自費率の高い医院で措置法のメリットを享受している医院が一部あるためだそうですが、この改正でダメージを受ける医院は、私の個人的な感覚では少ないと思われます。

2 貸倒引当金を設定する

1 貸倒引当金ってどんなもの？

　貸倒引当金とは、期末において、未収となっている売上などについて「もしかすると回収できないかもしれない」という理由から、その未収の金額に一定の割合を乗じた金額を経費にできる、というものです。

　一般的な会社であれば、商品を販売してもすぐにお金を回収できるわけではなく、「売掛金」といって、回収までに時間がかかるような売上があります。また、請求書を発行してから1ヵ月後や2ヵ月後に入金になるようなものもあります。

　ところが、このようにお金を回収していない売上であっても、会計上は「権利確定主義」といって、「お金をもらえるという権利が確定しているものは売上としなさい」という規定があります。つまり、お金が入金されていなくても、売上として税金計算の対象になるのです。

　税金を計算する上では「発生主義」という言葉があります。発生主義というのは「お金を回収していようが、回収してなかろうが、お金をもらえるという権利が発生した段階で売上としなさい」というものです。つまり、**回収できていない売上が増えると、お金はないのに税金は発生するということになります。**

　逆に、**経費についていえば、お金を支払っていようが、支払ってなかろうが、お金を支払うという債務が発生した段階で経費に**

することができます。たとえば、12月末に備品を購入して、支払は翌年1月だった場合、お金は支払っていなくても、この金額は経費に計上することができるのです。

　この考え方は非常に重要で、税金を計算する上での原理原則となります。今後も「このお金は売上にしなければならないのか」「この支払は経費にできるのかどうか」といったときには、この原則を思い出してみてください。

　では、歯科医院の場合、期末で未収となっている売上にはどんなものがあるでしょうか。窓口でもらう一部負担金については、現金で当日に回収できますが、社保や国保の請求分は2ヵ月後にならないと入金されません。また、クレジットカード払いであれば、カード会社からの入金は翌月になることがほとんどです。

　ところが、このような回収されていない売上であっても、税金計算上は売上に含めないといけないのです。つまり、お金はもらえていないのに税金は発生してくるという売上になります。

　期末において未収になる売上は、歯科医院の場合、11月の社国保は翌年1月に、12月の社国保は翌年2月に入金になりますので該当します。クレジットカードで12月に売り上げた自費の収入なども、期末には未収になっていると思います。

　この11月、12月の社国保やクレジットの未収分は、期末に入金はされていませんが、その年の収入にしなければなりません。しかし、この未入金については、税法では「もしかしたら入金されないかもしれない」という理由で、この金額に対して一定額を経費に計上できるのです。これが**「貸倒引当金」**です。

　一般の会社であれば、売上を回収する前にその会社が倒産して

しまった場合、そのお金は回収不能になってしまいます。そうすると、事業はたちまち立ち行かなくなってしまいます。そのような貸倒れのリスクに備えて、税法上は一定の経費を引き当てることを認めているのです。医院の場合、社保・国保の未収分や、クレジットカードの未収分が回収不能になることはまずあり得ませんが、それでも期末において未収になっている部分については、同じように一定額を経費とすることができます。

　個人の医院の貸倒引当金は、期末の未収金額の「5.5％」と決まっていますので、期末で未収になっている未収入金に5.5％をかけた金額を経費とすることができます。具体的には、11月の保険の請求分が300万円、12月の保険の請求分が400万円あったとすれば、（300万円＋400万円）×5.5％＝385,000円です。

　この385,000円を、今期の経費とすることができます。

2　「貸倒引当金」は1年目だけが大きく節税になる

　ところが、貸倒引当金は、設定した年の翌年以降についてはあまり節税効果が見込まれません。なぜかというと、前期で設定した貸倒引当金は「貸倒引当金戻入」として、収益にしなければならないことになっているからです。

　少しわかりにくいと思うので、具体的な数字を使って説明していきましょう。平成24年の貸倒引当金が、上記のとおり385,000円でした。そして平成25年末の11月の保険の請求分が400万円、12月の保険の請求分が350万円だったとしましょう。

　この場合、平成25年分の経費にできる金額は、（400万円＋350万円）×5.5％＝412,500円です。ただし、前期の貸倒引当金385,000円

第2章 知らないと損する所得税の節税のポイント

図表12

平成□□年分所得税青色申告決算書（一般用）

（損益計算書の様式）

※ここが貸倒引当金

は「貸倒引当金戻入」として収入に計上しなければなりません。つまり、385,000円が収益として計上され、412,500円が経費として計上されますので、その差額の27,500円に対する税金だけが節税となります。期末の未収入金が前期と同じであれば、2年目の節税効果はゼロです。

ただ、この貸倒引当金は、キャッシュが出ていかない節税ですので、何か物を購入して節税をする、というのとはワケが違います。この節税のタイプは「会計事務所型」ですので、先生が何かしなければならないというものではなく、税理士さんにひと言「貸倒引当金を設定してください」といえばOKです。

貸倒引当金がすでに設定されているかどうかをチェックする方法は、確定申告書の後ろに「損益計算書」という書類が添付されています。その損益計算書の39番に数字が入っていなければ、貸倒引当金は設定されていません。

3 多くの院長が経費になると勘違いしている４つの支出

　私は「キャッシュフロー経営」を理解していないと、医院にお金を残すことはできないと考えています。

　「キャッシュフロー経営」というのは、利益ではなく、残るキャッシュ（お金）に着目した経営のことです。通常、お金を残そうと思うと、利益を出さないといけません。ところが、多くの院長が利益と同じだけのキャッシュが残るものだ、と勘違いしているのです。

　「利益は出ているのに、なぜかお金が残ってこない」

　「お金がないのに、なぜかたくさんの税金が発生する」

　「税理士さんの説明がいつも意味不明」

などと感じている院長は、おそらくキャッシュフロー経営を理解できていません。結果として、どれだけ売上を上げればどれだけのお金が残るのかもわからなくなり、自分やスタッフが疲弊してしまうという状況に陥ります。

　実は、**世の中の多くの先生が大いなる勘違いをしています。それは「利益が出ればお金が残る」ということです**。もちろん、お金を残すために利益を上げることは重要なのですが、まず理解していただきたいのは、通常、医院に残るお金は、利益よりも少なくなることがほとんどだということです。

　そして、その主な理由は、多くの先生が経費になると勘違いしている支出が、実は経費になっていないからなのです。

多くの先生が経費になると勘違いしている支出は、主に次の4つです。

1　10万円以上の資産の購入

　第1章でもご説明しましたように、10万円（青色申告者は一定の要件のもとに30万円）以上の器材などを購入した場合には、これは1年で一発経費とすることはできずに、「耐用年数」と呼ばれる税法上決められた期間にわたって、経費に計上することになっています。

　たとえば、350万円のチェアを現金一括で購入した場合、チェアの耐用年数は7年と決められているため、その購入した年に経費にすることができる金額は約50万円となります（厳密にいうと、償却方法などにより異なりますので、顧問の税理士さんにご相談ください）。つまり、お金は350万円出ていっているのに、経費になる金額は50万円だけです。

　逆に、翌年以降は、お金は出ていっていなくても、50万円の減価償却費が計上されるということになります。

2　借入金の返済

　借入金の返済は経費にはならず、利益から返済していく必要があります（ちなみに、利息は経費になります）。

　テナント開業の歯科医院の場合であれば、一般的に月に約40万円～50万円くらいの返済が多いのではないかと思いますが、たとえば、毎月の返済が40万円であれば、年間で480万円の利益は借入の返済だけで吹っ飛んでしまいます。

ただし、通常はこれと同じくらいの「減価償却費」が経費になっていることが多く、借入の返済額から、キャッシュのアウトのない減価償却費を相殺させた差額のお金がマイナスになる、という計算になります。

3　税金の支払

　税金の支払も、基本的には経費にはなりません。
　税金は、利益に対して課税されるものですから、利益の額に対して一定の税率をかけたものを、税金として納める必要があります。
　ただし、個人の場合、社保から一定の所得税が毎月天引きされますので、確定申告の時には、その社保から天引きされた税金と、最終的な１年の利益に対して計算した税金の差額を納付することとなります。

4　個人の生活費

　現在、全国の８割以上の歯科医院は個人事業主だと思いますが、個人の場合、自分の生活費は経費には計上できません（専従者給与を除きます）。
　そのため、借入金や税金をすべて支払った後の残ったお金から生活費をとることになります。

　このように見てみると、利益にならない支出はかなり大きな金額になるということがわかるでしょう。たとえば、決算期直前になって利益が出そうだからといって、高額な医療器機を購入した

り、借入金を繰上げ返済したりしても、節税にはほとんど効果がない、もしくはまったくないということです。

5　キャッシュフローをよくする3つのポイント

　医院にとって一番大切なキャッシュフローですが、これは毎月の試算表や損益計算書上では把握できません。しかし、一定の対策をとることで、できる限り利益とキャッシュを近づけることはできます。

　その方法を3つご紹介しておきます。

(1)　減価償却資産を購入するときは、耐用年数と同じ期間のローンを組む

　ローンとリースという方法がありますが、ローンとは簡単にいうと借入をして購入を行うことです。たとえば、350万円のチェアを購入するときに、現金一括で購入すると、最初の年に経費に入れられる金額は減価償却分だけになりますが、実際には購入額のお金が出ていってしまいます。

　これを7年のローンで購入すれば、毎年50万円の返済がありますが、それと同じ金額くらいの減価償却費が経費になりますので、利益とキャッシュが近くなります。

(2)　生活費は可能な限り専従者給与から支払う

　個人の場合、青色申告を行っていれば、配偶者に対して給料を支払うことができます。これは「青色事業専従者給与」といって経費になります。

　生活費をこの範囲内でまかなうことができれば、「生活費」と

いう経費にならない支出がなくなります。しかし、なかなか専従者給与の範囲内で生活するのは難しい、という先生も多いと思います。

その場合には、毎月一定額を生活費としてとり、個人用の生活費などは、そこから支払っていくようにします。また、医療法人になれば、院長の生活費も「役員報酬」つまり給与として経費にすることができます。

(3) 個人の住民税は生活費の通帳から支払う

個人事業主の場合、所得税は毎月社保から天引きされていますが、住民税は後から納付書が届きます。その支払は個人のものですので、可能であれば個人の生活用通帳から支払うことで、税金の支払という経費にならない支出を、医院の支払としなくてもよくなります。

このように、少し工夫するだけで、医院にお金が残る体質をつくることができます。

一番避けたいのは、医院の通帳も家庭の通帳も、一緒のものを使っていることです。これをすると、いったい事業でいくらのお金が残っているのか、まったくわからない「ドンブリ経営」になってしまいます。

別通帳で、個人の生活費も一定額にするなど、医院のお金と個人のお金をしっかりと区別し、お金が「視える」歯科医院を目指しましょう。

4 倉庫として借りた賃貸マンションは経費にできるか？

　院長がもっとも興味のあることの1つに「これは経費にできるのか？」というものがあります。

　「ポルシェは経費にできるか？」「ゴルフのプレー代は経費にできるか？」「スポーツジムの会費は経費になるか？」「英会話スクールの会費は経費になるか？」など、入れられるものなら少しでも経費に入れたいと思うのが、まっとうな院長の考え方です。

　とはいっても、それを入れたことで税務調査において否認され、多額の追徴課税が発生してしまっては元も子もありません。しかし、ここに税務のややこしいところがあるのですが、税法に「こういった支払はOK」というのは、具体的には書かれていないのです。たとえば、税法上「ベンツはOKだけれどもベントレーはNG」「熱海の社員旅行はOKだけれどもハワイはNG」などと書いてあれば、誰も迷うことはありません。

　そんなことは税法の条文には書いていません。そのため、「2ドアのベンツは経費にできない」などといった都市伝説的な情報が飛び交ってしまうのです。しかも、顧問の税理士さんに聞いたら「先生、それはダメです。経費には入れられません」の一点張り。さらに、同じ地区で開業している先生と話したら、「え、そんなの経費に入れているよ」というし、聞く人でいうことが違います。「いったいどれが正しいんだ！」となってしまうのです。

　そんな先生のために、ここでは経費に入れられるかどうかの判

断基準をお伝えしていくことにします。

　まず経費に入れられるかどうかの判断基準は「税務調査で否認されないかどうか」です。「税務調査が入ったときに、調査官に指摘される経費はダメ。指摘されないものはOK」ということになります。つまり、税務調査というものを知らないと、経費の妥当性を判断することはできないのです。しかし、多くの先生はほとんど税務調査を経験していないか、もしくは経験していても数回という先生が多いはずです。そこで、第4章で、税務調査とはどういったものなのかについて詳しくご説明しておきました。

　では、**税務調査で否認されない経費とはどのようなものなのか。それは、事業を行う上で必要と認められる経費です。**

　たとえば、資料が大量に増えて医院に置く場所がなくなってきたが、これを自宅に持って帰るのもどうか。ということで、ワンルームマンションを借りて、そこを倉庫として使っています。この場合なら、マンションの家賃は経費計上できます。

　ところが、同じマンションの家賃でも、これが愛人と生活するための家賃は経費に入れられるかというと、もちろんできません。要は「そのお金が事業を行う上で必要なのか？」というところがポイントになるのです。

　ただ、ここでも難しいのが本当に「必要か？」というところです。たとえば、一般的に院長が講演会などに新幹線のグリーン車で移動した場合、このグリーン車代金は経費に入れることができます。しかし、よくよく考えると、別にグリーン車で絶対に移動しないといけないという理由はどこにもないような気もします。一般の指定席が空いていないのなら別ですが、一般の指定席でも問題な

く移動はできますから。ここで大事になってくるのが、このグリーン車を使わなければならない理由なのです。

たとえば「講演までに疲れては困る」とか、「一般の指定席だと移動中のパソコンで仕事をするときに、患者さんの大事なデータを隣の人に見られてしまう可能性がある」などという理由です。経費に計上する場合には、この「なぜこれが必要なのか？」という理由が必要となります。ベンツについても「疲れない」「安全な車を選んだ」というのは、理由として成立すると思います。

ですので、2ドアの車であっても、事業のために必要なことが証明できるのであれば、経費に入れることは可能です。

ちなみに、過去に裁判で納税者が負けた事例などは、とても参考になります。実際に争ってダメと裁判所が下しているわけですから、同じような支出は経費にならない可能性がきわめて高いといえるからです。

では、どうして経費計上について税理士によって見解が違うのでしょうか。それは、法律に具体的なことが書かれていないからです。 そのため、判断が分かれるような支出の場合、税理士としては一律否定したほうが、後でその経費計上の妥当性が問題になることもなく、無難なわけです。しかし、経費についての最終責任は納税者にあるため、納税者が、経費性があると思っているものを税理士がダメというのは、本来はおかしい話です。

税理士は税務調査官ではないのですから、経費を否認するといった権限は持ち合わせていません。これはスタンスの問題ですので、どちらが正解というわけではなく、自分がどのような専門家と付き合うべきかを明確にしておくことです。

5 個人事業主の退職金は「小規模企業共済」で積み立てよう

　ここでは、所得控除と税額控除を使った代表的な節税方法についてお伝えしていきます。

1　所得控除とは？

　「所得控除」とは、読んで字のごとく、「所得から控除できる」という規定です。所得とは利益のことですから、利益から控除されるものがあれば、その分、税金が減るというわけです。

　所得控除には、代表的なものに「生命保険料控除」や「医療費控除」などがあります。個人で生命保険を支払った場合や、年間で10万円以上の医療費を支払ったなどの場合には、一定の金額を所得から控除してもらえます。

　この所得控除はこの他にもいろいろあるのですが、節税効果が高いのにあまり知られていないものがあります。それは、次に紹介する**「小規模企業共済」**と呼ばれるものです。

2　小規模企業共済とは？

　「小規模企業共済」とは、個人事業主（院長本人）のための退職金制度で、掛金は最低1,000円から最高70,000円（年間84万円）であり、この掛金全額を個人の所得から控除できます。積み立てた掛金は、中小機構（独立行政法人中小企業基盤整備機構）と呼ばれる機関が所定の利率で運用し、医院の廃業や解散の際に退職金

として支払われます。

　小規模企業共済の運用利回りは2013年現在、ほとんどありません。しかし、それでも私は利益が出ているすべての医院に、この小規模企業共済をおすすめしています。

　その一番の理由は「節税をしながら退職金を積み立てることができる」からです。

3　どれだけ節税になるのか？

　現在、銀行に自分の退職金の原資を積み立てておいても、ほとんど金利はつかないでしょう。それであれば、この小規模企業共済を使うことで、節税を行いながら退職金を積み立てることができるのです。

　では、実際に数字を使って考えてみましょう。

　支払った掛金が、全額所得控除として所得から控除されるものです。たとえば、所得が3,000万円で、小規模企業共済掛金70,000円を12ヵ月分支払った場合、年間の支払合計は70,000×12＝840,000円となります。

　この金額が全額所得から控除されます。そのため、たとえば所得が3,000万円の先生の場合、税率（所得税＋住民税）は、50％ですので、支払った金額の840,000円×50％＝420,000円が節税になるわけです。

　つまり、1万円支払って、将来同額の1万円しか返ってこなかった場合でも、支払った時に50％が節税になっていますので、5千円支払って1万円戻ってきた計算になるのです。

　通常、この手の節税は「課税の繰り延べ型」ですので、今支払

うべき税金を将来に繰り延べるだけのものがほとんどなのですが、この小規模企業共済のよいところは、受け取った退職金は「退職所得」になるという点です。

上記の例でいえば、84万円支払ったときに42万円の節税になっています。将来的にいずれ退職して、この小規模企業共済を解約すれば、利回りがゼロだったら84万円戻ってきます。この時に、この84万円に対して50％の税金が課税されると、退職時に42万円の税金が発生することになります。つまり、今払うべき税金を将来に繰り延べただけなのです。

この小規模企業共済の場合は、医院の廃業や解散の時に解約をすれば、戻ってきたお金は「退職所得」になります。退職所得は、他の給与などの所得と違い、税金が大きく優遇されています。

というのは、まず退職金全額に課税されるのではなく、一定の「退職所得控除」というものを差し引いた金額に課税されます。退職所得控除の計算は、勤続年数が20年までは40万円×勤続年数、20年を超えたら70万円×（勤続年数−20年）＋800万円となっています。

さらに、その金額に対して2分の1したものに税率が課税されることになります。また、「分離課税」といって、他の所得と合算されることなく、退職所得単体で計算されるので、非常に有利になります。

そういう意味で考えると、「課税繰り延べ型」＋「形態変形型」のハイブリッドな節税方法といえます。

小規模企業共済に加入すれば、毎月無理のない範囲で定期的に積立てができ、計画的な老後の退職金積立てが可能となります。

利回りはそれほど期待できませんが、節税効果を含めた利回りは非常に高いので、ほとんど金利のつかない銀行にお金を眠らせておくよりはよほど価値があると思います。

　勤務医と異なり、開業して個人事業主となれば「退職金」という概念がありません。それだけに、医院を開業すると、年金も少ない、退職金もないという、非常に将来不安定な立場に立ってしまい、老後の資金は、自己責任で積み立てなければいけないことになります。

　独立行政法人により運営されているため比較的安定もしておりますので、個人事業主をはじめ多くの院長が利用しています。なお、この小規模企業共済は、個人事業主用の商品ですので、医療法人の理事長は加入できません。

　なお、退職時に受け取った共済金は、一時金であれば「退職所得」、分割共済金であれば「公的年金等の雑所得」として所得税の課税対象となりますが、それぞれ税法上控除枠がありますので、節税のメリットはかなり高いといえます。

　さらに、この小規模企業共済については、共同経営者も加入できることになりました。つまり、専従者などで共同経営を行っているという場合には、専従者も加入OKになったのです。ただ、専従者の支払った小規模企業共済を、院長の所得から控除することはできないため、所得の少ない専従者の場合、節税のメリットは少なくなります。

　また、この小規模企業共済は、個人の退職金のための積立てなので、それ以外の用途で中途解約した場合には、元本を割ることがありますので、共同経営者については、出口戦略も含めて加入

図表13 　　　　　　　　基本共済金等の額

（掛金月額10,000円で、平成16年4月以降加入された場合）

月数	掛金合計額	共済金A (事業廃止による解約)	共済金B	準共済金
5年	600,000円	621,400円	614,600円	600,000円
10年	1,200,000円	1,290,600円	1,260,800円	1,200,000円
15年	1,800,000円	2,011,000円	1,940,400円	1,800,000円
20年	2,400,000円	2,786,400円	2,653,800円	2,419,500円
30年	3,600,000円	4,348,000円	4,211,800円	3,832,740円

（中小機構ホームページより抜粋、2013年4月現在）

を検討することが必要です。

　下記の中小機構のホームページで加入シミュレーションをすることができますので、まだ加入いただいていない先生は、ぜひご検討いただければと思います。

　　　↓

　http://www.smrj.go.jp/skyosai/

6 スタッフの退職金を毎月経費にすることのメリット

　個人の院長先生の退職金は、小規模企業共済を活用することをおすすめしました。では、スタッフの退職金はどのようにすればよいのでしょうか。

　私が多くの歯科医院を見てきた経験上、退職金の規程を整備されているところは多くないようです。ところが、この退職金をうまく活用すれば、歯科医院の経営上、非常に有利に働くことが多いのです。

1 退職金は、給与よりも税金が低い

　小規模企業共済のところで説明しましたが、退職金には一定の非課税枠があるだけでなく、給与よりも低い税金（2分の1課税）になっています。さらに、他の所得と分離して税金を計算しますので、所得が高くても、退職金は退職金だけで税金を計算するので有利となります。

　これは、退職金の性格が、退職した人の今後の生活の原資となるものなので、それに対してあまり高い税金を課してしまうとかわいそうだという、政策上の配慮があるからです。

　退職金については、たとえば勤続年数が20年以下の場合には、勤続年数×40万円の非課税枠（これを「退職所得控除」と呼びます）があります。たとえば、勤続して10年のスタッフに退職金として100万円支払ったとしても、この100万円は40万円×10年＝400万

円の退職所得控除の範囲内ですので、スタッフは無税で退職金を受け取ることができます。

　ところが、これをボーナスとして受け取ってしまうと、給与所得として課税の対象となってしまいます。ですから、スタッフのことを考えてあげるのであれば、退職時は賞与としてではなく、退職金として支払ってあげたほうがよいというわけです。さらに、**退職金には社会保険の天引きもありませんので、医院としてもメリット大です**。これは、所得の性質を変えることで節税になるという「形態変更型」の節税方法であるといえます。

2　退職金を毎月経費にする方法

　退職金はその性質上、勤続年数が増えれば増えるほど、高額になってしまう可能性があり、それを一度に支払おうとすると、キャッシュフローの悪化が予想されます。

　そのため、退職金制度を導入するのであれば、その退職金を積み立てておき、退職金の支払によるキャッシュフローの悪化を防ぐ必要があります。この場合、銀行の預金として積み立てても、その積立金はもちろん経費にすることはできません。

　ところが、この退職金の積立てを毎月経費にできる制度があります。それが「中退共（中小企業退職金共済）」「特退共（特定退職金共済）」というものです。↓

　（中退共のHP http://chutaikyo.taisyokukin.go.jp）

　通常、退職金を支払う場合には、支払ったときにその退職金が医院の経費となります。つまり、退職者が出るまでは、経費に計上することができないのです。ところが、これらの制度を活用す

れば、退職金の積立てとして支払った金額が、毎月の経費として計上することができます。退職金を計画的に積み立てることができ、なおかつその積立金が経費になるのです。

　さらに、この中退共に加入した場合には、掛金月額の２分の１（従業員ごとに上限5,000円）を加入後４ヵ月目から１年間、国が助成してくれます。掛金月額は5,000円から最大30,000円まで、従業員別に任意で選択することができます。

　ただし、デメリットもあります。**一番大きなデメリットは、積み立てられた退職金が、直接スタッフ本人に渡ってしまうことです**。退職金を支払いたくないと思ったスタッフにも、積立てされた退職金が支払われます。また、短期間でスタッフが退職した場合には、積み立てた金額満額が支給されず、元本割れを起こしてしまうこともあります。そのため、これらの積立制度を利用する場合には、このようなメリット・デメリットを十分に理解して、それをスタッフにも伝えておく必要があります。

３　スタッフ採用時にアピールできる

　まだ退職金制度を整備している歯科医院が多くないため、「退職金制度あり」というのは、スタッフの採用時にアピールすることができます。

　歯科医院はよい人材がいないと発展しません。そのため、どこの医院でも採用戦略は非常に重要なファクターになります。ぜひ退職金を活用して、福利厚生を充実してみてください。私が今まで見てきたところでは、３年目から退職金が発生する医院が多く、３年目で基本給の１ヵ月分、その後、１年増えるごとに0.5ヵ月

分増えるという退職金規程が多いようです。

4　明日から始める退職金活用法

　退職金のメリットはよくわかったが、では、明日から何をすればよいのでしょうか。

　まずは「退職金規程」を、しっかりと作成することがスタートです。退職金は勤続後何年目から発生するのか、その時の金額はいくらにするのかなどといった退職金規程を作成します。

　インターネットで「退職金規定　ひな型」などで検索すると、無料のサンプルなどがダウンロードできるでしょうし、医院として長く使えるものですので、社会保険労務士などにお願いして作成してもらってもよいでしょう。

　退職金は、支払った医院も経費として節税になるし、もらったスタッフも節税になるという、非常にうれしい制度なのですが、まだまだ個人事業主で退職金制度を整備したり、中退共などに加入したりしている医院はあまりありません。

　その理由は、主にスタッフの入れ替わりが激しいことが考えられます。しかし、スタッフの入れ替わりが激しいから、退職金を整備しないのではなく、このような福利厚生がしっかりと整備されていないから、この業界のスタッフの定着率が悪いということも考えられるのではないでしょうか。

　歯科医院は「診療所＝院長」になっているところが多いのですが、これからの医院は、こうした福利厚生もしっかりと整備して「家業」から「企業」へと転身していかなければなりません。これを機会に、「退職金」の活用方法を、ぜひ検討してください。

7 個人事業主である院長は「国民年金基金」で年金を強化すべし

1 国民年金基金とは？

　先生は、将来の年金として、国民年金を利用していることと思います。サラリーマンの場合、国民年金に加えて厚生年金に加入していますので、将来の給付は多くなります。

　ところが、自営業の場合、つまり個人の開業医には、厚生年金部分がありませんので、老後に受け取れる年金額は、非常に少ないものとなっています。

　多くの先生が将来に対して不安を持たれているのですが、その一番の理由は、老後に必要なお金と、老後に入ってくる年金額を知らないためです。ですから、本来はライフプラン表を作成し、いったいいくらのお金が必要で、いくらのお金が不足してくるのか、年金でいくらもらえるのかなどを、シミュレーションする必要があります。

　一般的に、高齢者世帯の生活費は月額約25万円、ゆとりのある生活をするためには、月額約40万円が必要であるといわれています（「生命保険文化センター」調べ）。そして、老後に入ってくる年金額ですが、こちらは65歳時点から、年間786,500円の年金が受け取れます（平成24年度現在）。

　ただし、ご存じのとおり日本の年金はすでに破綻状態で、将来この給付を受けられるかどうかはわからないという雰囲気が出ています。そのため、老後の年金については、自分で何らかの方法

で積み立てていく必要があるのです。

そこでおすすめなのが、次に紹介する「国民年金基金」です。

国民年金基金は、自営業者の年金の上乗せのための制度で、月額68,000円まで掛金として積み立てることができます。なお、国民年金基金も小規模企業共済同様、「所得控除」と呼ばれ、支払った掛金全額が所得から控除されますので、節税には非常に有効です。

小規模企業共済が「節税しながら退職金を積み立てる制度」だとすれば、この国民年金基金は「節税しながら年金を積み立てる制度」といえるでしょう。

2　国民年金基金は将来大丈夫なのか？

よく、クライアントから「国民年金が破綻した場合、国民年金基金は大丈夫なのでしょうか？」という質問を受けることがあります。

実は、国民年金基金は、国民年金とは独立した個人別の勘定で管理・運用されます。つまり、**国民年金の給付額が将来減額されることになっても、国民年金基金の給付額については、制度上何の影響も受けないことになっています。**

国民年金基金は、元本と利息を国が保証していますので、日本国が破綻しない限り、予定した年金がほぼ確実に受け取ることができるのです。

3　国民年金基金の給付額はいくらなのか？

では、国民年金基金の給付額はいくらになるのでしょうか？

第2章　知らないと損する所得税の節税のポイント

　これは積み立てる金額と年齢、そしてタイプなどによって変わってきます。国民年金基金は定額給付です。つまり将来の給付額が、掛金、具体的な掛金の計算方法、種類、そして将来もらえる給付額については、国民年金基金のホームページよりシミュレーションが可能ですので、ぜひ参考にしてみてください。非常によくできたわかりやすいホームページです（国民年金シミュレーション↓）。

　http://www.npfa.or.jp/about/simulation/

4　受け取った年金に税金はかからないの？

　細かくは説明しませんが、この国民年金基金も、受け取ったときには「雑所得」の「公的年金等」という部類に該当するため、一定の控除があり非常に有利です。節税のメリットについても、国民年金基金のＨＰでシミュレーションできますので、ぜひそちらをご活用ください。

5　給付にはどのようなタイプがあるのか？

　国民年金基金は、HPを見るとおわかりのようにいろいろなタイプがありますが、どれに加入したらよいのかわからないという先生も多いと思います。
　Ａ型は一番給付が手厚いもので、Ａ型・Ｂ型とⅠ型・Ⅱ型・Ⅲ型・Ⅳ型・Ⅴ型の違いは、終身で受け取れるかどうかというところです。Ａ型・Ｂ型は終身なので、生きている限りずっと受け取ることができます。逆にⅠ型・Ⅱ型・Ⅲ型・Ⅳ型・Ⅴ型は受取期間が決められていますので、それを超えて長生きしたら、その超

えた期間については年金基金を受け取ることができません。

また、A型とB型の違いは、保証期間があるかどうかという点です。保証期間というのは、もし年金基金をもらい始めて1年で死亡した場合、保証期間の残りの期間の年金基金については、配偶者などの遺族に受取りの権利が発生するというものです。

A型はもらい始めて1年で死亡しても、残りの14年は遺族が受け取ることができますが、B型は死亡したら、年金基金の支給はそこで終了です。もちろん、A型は一番保証が手厚くなっている分、掛金も一番高くなっています。ただ、「長生きリスク」を考えるのであれば、終身型を選ぶのがよいでしょう。

この国民年金基金と同じようなものに、確定拠出年金（個人版401k）というものもあります。この確定拠出年金も毎月68,000円を上限とした所得控除で、全額が控除になるので、国民年金基金と同じように、節税をしながら将来の年金を積み立てることができます（国民年金基金とは選択適用で併用は不可）。

ただ、こちらは、確定拠出なので、支払う金額（拠出）は確定しているが、将来の給付金はいくらになるのかわからないというもの。国民年金基金は「確定給付」なので、将来もらえる金額（給付）が確定しているものです。自分の事業でリスクをとっている医院の場合、私は個人的に確定給付の年金のほうが安心度は高いのではと感じています。

前述の小規模企業共済で退職金を積み立て、この国民年金基金で年金を積み立てれば、将来への不安は、ぐっと少なくなると思います。

第2章　知らないと損する所得税の節税のポイント

8 「医療費控除」で還付される税金を簡単に計算するポイント

　歯科医院では、患者さんから**「医療費控除ってどれくらい税金が還付されるの？」**と聞かれることは多いと思います。
　よくある勘違いが、「年間の医療費が10万円を超えたら、その超えた金額分の税金が還付される」というものです。
　受付スタッフも、税金のことはなかなかわからないので、具体的にいくら還付されるかということを的確に答えるのは困難です。しかし、もし患者さんからこのような質問を受けたときに、びしっと答えることができれば、患者満足度は上がるでしょう。
　では、医療費控除で還付される税金は、どのように計算したらよいのでしょうか。
　まず計算において大切なことは、税理士ではないので、ざっくりとした金額が答えられればOKということです。
　正確な還付金の金額を計算しようと思えば、その人の扶養家族はどうなっているのか、生命保険料控除などの所得控除はいくらなのか、配偶者の所得はいくらかなど、さまざまな患者さんの情報を入手しなければなりません。受付スタッフにそんなことはできませんので、「だいたいこれくらいです」と答えられればOKなのです。
　この医療費控除は、適用を受ける人の課税所得金額がいくらかによって、還付される金額は変わってきます。所得税は超過累進税率といって、所得が上がれば上がるほど税率が上がる仕組みに

91

図表14 　　　　　　　　給与所得控除

給与等の収入金額 （給与所得の源泉徴収票の支払額）		給与所得控除額
	1,800,000円以下	収入金額×40%（650,000円に満たない場合は650,000円）
1,800,000円超	3,600,000円以下	収入金額×30% ＋ 180,000円
3,600,000円超	6,600,000円以下	収入金額×20% ＋ 540,000円
6,600,000円超	10,000,000円以下	収入金額×10% ＋ 1,200,000円
10,000,000円超	15,000,000円以下	収入金額× 5% ＋ 1,700,000円
	15,000,000円超	2,450,000円（上限）

なっているので、所得の高い人ほど医療費控除のメリットも大きくなります。

まずは、その医療費控除を受ける人の年収を確認します。サラリーマンなどの給与所得者の場合、そこから「給与所得控除」と呼ばれる一定の控除があります。それを差し引いた差額がいくらくらいなのかによって、税率が決まります。

給与所得控除の表［図表14］から、たとえば年収が300万円であれば給与所得控除をマイナスした所得額は192万円、500万円であれば346万円、700万円であれば510万円、1,000万円であれば780万円となります。

次に、本来はここから所得控除をマイナスするのですが、これはわかりませんので概算してみます。

通常、社会保険が約14%、それに基礎控除といって、誰でも受けられる所得控除が38万円ありますので、それを入れてざっくりと計算すると、給料300万円の人で課税所得は約110万円、500万円の人で約230万円、700万円の人で約370万円、1,000万円の人で約600万円くらいでしょう。もちろん、これ以外に生命保険料控除や扶養控除などもありますが、そこは個人個人で違いますので、

ここでは考慮しないことにします。

　最後に、それぞれの税率（所得税＋住民税10％）はというと、税率表より110万円の場合は15％、230万円の場合は20％、370万円の場合は30％、600万円の場合も30％となります。

　つまり、**ざっくり計算すれば、医療費で10万円を超える部分の15％〜30％ぐらいが還付される**、というのが答えになります。

　患者さんにお話しするときには、「所得や家族構成などによって変わってきますが、年間の医療費が10万円を超えた場合、その超えた部分の約15％〜30％が還付されます」と説明していただければ問題ないのではと思います（本来は、10万円もしくは総所得金額等の5％を超えた部分となっていますが、ややこしくなりますので、通常は10万円を超えた部分という言い方でOKかと思います）。所得が1,000万円を超えれば、もちろん43％、50％という可能性もありますが、非常にレアケースだと思います。

　なお、高額療養などで補填される部分、もしくは保険金などでカバーされる部分は、医療費控除の対象にはなりませんので、その部分をマイナスする必要があります（保険金が未確定の場合には、見積額で保険金を計算し、後日確定したときに、その差額を修正することになります）。

　また、医療費控除は自己または自己と生計を一にする配偶者やその他の親族のために支払ったものが対象になりますので、通常は家族分を合算して計算します。

　なお、「支払った」ことが要件ですので、未払いのものは対象外です。ただ、カード払いで翌年1月に引落しになるようなものは、カード利用日が支払った日となりますので、医療費控除の対

象となります。

　その他、医療費控除でよくある質問が「交通費」です。税法では、病院や診療所へ行くための「人的役務の提供の対価」のうち、一般的に支出される水準を著しく超えない部分の金額は、医療費控除の対象となる、とあります。この場合の「人的役務の提供の対価」とは、一般的に公共交通機関を指しています。

　なお、タクシーの利用については、急病の場合や、通院する病院などの近隣に公共交通機関がないために、タクシーを利用せざるを得ない状況にある場合の利用は控除の対象となりますが、たとえば電車やバスがあるにもかかわらず、面倒だからなどという理由で利用する場合には対象となりません。

　また、**自家用車でのガソリン代や駐車場代も、医療費控除の対象とはなりません。**

　入院の「差額ベッド」代については、単に相部屋だと狭い、快適な個室がよいといった理由からのものは対象になりませんが、他の部屋が空いていないなどのやむを得ない場合、医師の指示などで必要があると認められる場合には、医療費控除の対象となります。

　医療費の対象となる治療については、インプラントやレーシック手術費用などの高額自費治療も該当します。

　なお、予防接種の代金、健康診断（何も見つからなかった場合）、通常の眼鏡やコンタクトレンズ代などは、医療費控除の対象とはなりません。患者さんから質問される可能性のあるものが該当するのかどうか、ぜひ調べておいて答えられるように準備しておきましょう。

9 「倒産防止共済」で課税の繰り延べを行う

1 「中小企業倒産防止共済」ってなに？

「倒産防止共済」とは、中小企業の取引先が倒産した場合、自らが連鎖倒産やそれが原因で経営難に陥る事態を防止するために、共済金の貸付を行う共済制度です。引続き1年以上会社を経営している中小企業が加入できる共済制度で、歯科医院もこれに該当します。

一般的に、歯科医院の場合、相手先が倒産するということは考えにくいのですが、この商品の特徴は、相手先の倒産というよりもむしろ解約返戻金にあります。もし相手先の倒産などがなければ、最終的には解約をすることが可能なのですが、12ヵ月以上の掛金を納付していると、掛金総額の75～100％の解約手当金が戻ってきます。

ポイントは、なんと40ヵ月以上積立てをしていれば、100％の解約手当金を受け取ることができる、という点にあります。つまり、掛金を支払った時点では、その掛金が全額経費になり、40ヵ月（3年4ヵ月）以上積み立てれば、掛金の100％が戻ってくるのです。ただし、戻ってきたときには、個人の場合、全額が事業所得の雑収入となります。いわゆる「課税繰り延べ型」の節税の典型です。

では、この倒産防止共済をどのように活用するのか、その方法をお教えします。

2　倒産防止共済を使った節税とは？

　倒産防止共済の掛金は、月額5千円〜20万円で設定して、最大年間240万円まで積み立てることができます（積立可能総額は累計で800万円です）。掛金は法人では損金、個人では必要経費扱いとなります。

　ですから、売上が上がり、利益が出てきているタイミングでこれに加入。掛金は全額経費計上となります。その上、40ヵ月以上積み立てていれば、解約した際に100％の解約金を受け取ることが可能です。もし医院の売上が下がった、あるいは赤字になったタイミングで解約をすれば、解約手当金でマイナス部分を相殺できます。

　この倒産防止共済の節税メリットがある医院は、次のような医院です。

・現在、売上が順調で所得が最高税率だが、将来的な減収による赤字の不安を持っている。
・将来、税率が下がることが確定している。
・将来、設備投資などで大きく利益が減る時期が予想される。

　所得税は超過累進税率といって、所得が高くなればなるほど税率が上がります。そのため、50％の税率の時に加入して、10％の税率のときに解約になれば、節税効果は高くなります。

　また、政策上、将来的に税率が下がることがわかっているのであれば、加入したときより解約したときのほうが税率が低いので有利です。逆になると、不利になります。

　課税の繰り延べ型の商品は、法人であれば生命保険の活用が一般的です。しかし、通常生命保険の場合、解約をすると節税効果

を抜きにして考えれば、トータルの掛金よりも解約返戻金のほうが低いのが一般的です。そこが保険会社の収益となるのです。

ところが、この倒産防止共済については、一定期間以上加入すれば、100％の解約金を受け取ることができるので非常に有利です。なぜこのような離れ業ができるのかといいますと、この倒産防止共済の運営が、民間の保険会社ではなく、「中小企業基盤整備機構」（中小機構）という経済産業省直轄の独立行政法人が行っているためです。

なお、個人の退職金積立の制度である小規模企業共済も、この中小機構が扱っています（78ページ）。

また、この倒産防止共済は、加入中に一時的な資金が必要になった場合に、掛金の中から一定額の貸付を受けることができます。この貸付は無担保・無保証で、お金の使い道は、運転資金でも設備投資でもOKです。そのため、急にお金が必要になったときでも安心できます（医療機関は貸付の対象外となることがあります）。

ただ、個人の歯科医院は加入することができますが、残念なことに医療法人は加入することができません。個人の歯科医院の場合、医療法人のように、保険金を使った節税というのは基本的に存在しません。なぜなら、個人の場合、掛金は経費にはならず、「生命保険料控除」として5万円ほどの控除を受けることができるだけだからです。

この倒産防止共済は個人で加入することができます。しかし、掛金は全額経費になりますが、最終的に解約したときの解約返戻金は全額事業所得の収入となりますので、単に今払うべき税金を将来に繰り延べただけという考え方もできます。

また、将来税率が上がった場合には、掛金よりも高い税率で課税されるという可能性もあります。加入する場合は、これらのリスクも視野に入れた上で検討してみてください。

3　倒産防止共済への加入条件や加入方法は？

　加入条件は、引続き1年以上事業を行っている中小企業者ですので、ほとんどの歯科医院は加入条件を満たしています（MS法人などの一般法人は加入ＯＫですが、医療法人は加入不可です）。

　また、加入方法は必要書類を揃えて、委託団体（商工会議所等）または金融機関（銀行や信用金庫等）の窓口にて手続きしてもらえます。

　必要書類は次のとおりです。

　≪必要書類（個人）≫
（1）　契約申込書
（2）　預金口座振替申出書
（3）　重要事項確認書兼反社会的勢力の排除に関する同意書
（4）　受付印がある所得税の確定申告書
（5）　所得税を納付したことを証する納税証明書
（6）　所得税の確定申告書を作成するときに使用した帳簿など

　加入条件や加入方法などの詳細については、独立行政法人中小企業基盤整備機構のＨＰがわかりやすいですので、ぜひ興味のある先生は検討してみてください。

　　↓
　http://www.smrj.go.jp/tkyosai/index.html

10 スタッフ2人増やしたら 80万円節税になる「雇用促進税制」

1 「雇用促進税制」ってなに?

「雇用促進税制」とは、スタッフを2人以上増やした場合に、1人につき40万円(平成25年度税制改正で、平成25年4月1日以降に開始する事業年度からは、1人20万円が40万円に増額されることになりました)の税金の控除を受けられる制度です。現在の不景気の中、たくさんの人を雇った企業には特典を与えよう、という主旨からできたものです。

スタッフ2人以上というのは「純増」ですので、2人辞めたら4人増やさなければなりません。そして、ここがポイントなのですが、増やさないといけないスタッフは「雇用保険の被保険者」となっています。つまり、常勤だけでなく非常勤のパートスタッフでも、雇用保険の被保険者となるのなら、1人とカウントされるのです。

1人につき40万円で、最低2人は増やさないといけませんので、最低でも80万円、もし3人増やせば120万円、単純に納める税金が軽減されるということになります。ただし、単純に2人雇用したから、この控除を受けられるとは限りません。

2 事前に計画書を提出しないと、税額控除は受けられない

この税額控除を受ける上での一番のポイントは、事前にこの規定を受けたいという計画書をハローワークに提出しておかないと、

図表15　　雇用促進税制の対象となる歯科医院

> ①適用年度とその前事業年度に、事業主都合（解雇・退職勧奨等）による離職者がいない
> ②適用年度に雇用者（雇用保険一般被保険者）の数を2人以上、かつ10％以上増加させている
> ③適用年度における給与等の支給額が、一定額以上増加している
> ④青色申告者

増えたから申告すれば受けられるというものではないことです。

　今年雇用するつもりがなかったのに、急に患者さんが増えてきたので、2人以上雇うことになったといった場合、事前の計画書の提出がなければ、2人増えようが3人増えようが、この規定は適用されません。

　つまり、**「2人以上スタッフを増やす可能性が1％でもあるのであれば、事前にハローワークに計画書を提出しておく」**ことです。もし、計画書を提出しておいて、2人以上増えなければ、この規定を受けられないというだけですので、医院にとってのマイナスはありません（書類作成とハローワークに行く労力くらいでしょう）。

3　適用の対象となる医院は？

　個人・法人ともに適用可能です。適用の対象となるには、〔図表15〕の条件をすべて満たしている必要があります。

　開業や設立の日、そして廃業や解散の日を含む事業年度は適用できないことになっていますので、たとえば新規開業の事業年度や、医療法人設立年度、医療法人成りして個人事業を廃業した事

業年度については適用されません。

　適用事業年度は、平成23年4月1日から、平成26年3月31日までの期間内に始まる事業年度です。個人の場合には、平成26年分の確定申告（平成27年3月申告分）までは適用を受けることができる予定です。

　条件の②で「適用年度に雇用者（雇用保険一般被保険者）の数を2人以上、かつ10％以上増加させている」とありますが、この2人以上はどのタイミングで増えていたらよいかというと、適用事業年度の末と、前事業年度末の差が2人以上であればOKです。つまり、期中に増減していても、最終的に期末で前期末よりも2人以上増えていれば大丈夫ということになります。

　たとえば、7月にスタッフを2人増やして、来年の人員投資計画については、1月に1人だけ雇用を考えているという場合。来年の1月に採用する予定のスタッフを前倒しで12月に雇用すれば、そのスタッフは1人とカウントされますので、計3人で120万円の税額控除を受けることができます。

　逆に、年末に退職を考えているスタッフについては、1月まで待ってもらうことで、カウント数が変わってくると思います。さらに、10％以上増やさないといけませんので、前期末で雇用者の総数が20人であれば、2人増やせば10％になります（この割合を「雇用増加割合」といいます）。

　条件③で「適用年度における給与等の支給額が、一定額以上増加していること」とありますが、具体的には、適用年度の給与等の金額が、前事業年度の給与等の総額＋（前事業年度の給与等の総額×雇用増加割合×30％）以上になっていればOKです。

図表16　　雇用促進税制の確定申告までの流れ

```
【事業年度開始】……期限内（事業年度開始後2ヵ月以内）にハローワークに
               書類を提出する
    ・「雇用促進計画－1」
    ・「雇用促進計画－2」
    ・主たる事業所の雇用保険適用事業所番号がわかる書類
               ↓
【事業年度中】………雇用する
    ＊ハローワークに限らず、人材紹介会社等を通した雇用も可能
    ＊雇用に際しては、他の助成金の併給可能
               ↓
【事業年終了】……期限内（事業年度終了後2ヵ月以内）にハローワークに達
               成状況書類を提出する
    ・「雇用促進計画－1」（達成状況を追記したもの）
    ・返信用封筒
               ↓
■審査：事業主都合退職の有無／雇用増加数

【確定申告】……ハローワークより「雇用促進計画－1」が返送されるので、
               その写しを確定申告書等に添付して税務署へ申告する
               ↓
■審査：給与支給額の増加
```

　たとえば、前事業年度の給与等の総額が1,000万円で雇用増加割合が10％であれば、今年の給与等が1,000万円＋1,000万円×10％×30％＝1,030万円以上であれば、適用を受けられるということになります。

4　雇用促進税制の確定申告までの流れ

確定申告までの流れは〔図表16〕のとおりです。

個人開業の先生が、今年2月末までに計画書を出していて、年内に2人以上雇用すれば、来年の3月15日までに達成状況書類をハローワークに提出し、ハローワークから送られてきた書類を確定申告書に添付すればOKです。

来年度適用を受けようとする場合には、来年の2月末までに計画書を提出しておきます。通常、「節税」というとキャッシュアウトをともなうものがほとんどですが、この節税については書類の提出だけで受けられる、非常においしい節税方法となります。

↓

http://www.mhlw.go.jp/bunya/roudouseisaku/dl/koyousokushinzei_02_pamp.pdf

11 住宅ローン控除を受けて家を買うことは本当に有利なのか？

　住宅を購入するときには、いろいろな税金が発生します。建物部分の消費税、不動産を購入したときに発生する不動産取得税、登記のときの登録免許税、毎年かかってくる固定資産税など、非常にたくさんの種類の税金を支払うことになります。

　住宅の購入価格は気にしても、これらの税金の支払や金利などを含めると、トータルでいったいいくら払うことになるのか、ご存じの先生は少ないのではないでしょうか。

　たとえば、土地5,000万円、建物3,000万円、合計8,000万円の住宅を購入したとしましょう。このとき、1,000万円を頭金で、残りの7,000万円を35年で住宅ローンを組んだとします。

　購入時にかかってくる税金には、どのようなものがあるでしょうか。まず建物については、消費税の課税対象となります。消費税率が5％であれば150万円です（土地の購入については消費税がかかりません）。

　登記のときに登録免許税が発生します。現在、住宅用家屋の新築等の場合には、土地で1.5％、建物で0.15％ですので、約80万円。さらに、不動産取得税というのがあり、これが3％で約240万円です。

　それに、毎年発生してくる税金に固定資産税があります。固定資産税は、評価額の1.4％ですが、住宅用地は課税標準が3分の1になったり、小規模住宅地については6分の1になったりと、

いろいろな軽減特例があり、さらに建物の固定資産税評価額は年々下がっていくことなどから、一概にトータルでいくらということはいえませんが、毎年支払っていくものですので結構な金額になります。

さらに大きいのが金利負担です。たとえば、金利２％を元利均等で35年間返済したら、金利だけでも約2,700万円にもなります。たった２％といえども、返済期間が長くなると、これだけの金利になります。

その上、マンションなどの場合には、修繕積立金というものが発生してきます。これらを全部含めると、購入額の２倍近くになってしまうことになりそうです。

現在、銀行から借入れをして住宅を購入すると、「住宅ローン控除」を受けることができます。これは、年末の借入残高の１％の税金を控除してくれるというものであり、多くの銀行が住宅ローン控除があるので、借入れをして購入したほうが有利であるように持ちかけます。

しかし、住宅ローン控除はMaxでも20万円（平成25年現在）ですし、これが10年間続いても200万円にしかなりません。200万円の税額控除を受けるために、約2,700万円もの金利を支払うのはいかがなものでしょうか。

一昔前より、家は賃貸が有利か、購入が有利かなどの議論がなされておりますが、私の個人的な考え方でいくと、「賃貸でも購入でもそれほど変わりはない」と思います。

結局、住宅ローンを組んで不動産を購入するということは、不

動産を購入して、それを自分に貸している不動産投資と同じことなのです。借入れをして住宅を購入することが、不動産投資と同じだとすると、住宅を購入した時点で、自分の持っている資産の大部分が「マイホーム」という資産になり、レバレッジを効かせたハイリスクな投資であることがわかります。

　アセットアロケーションという資産運用の考え方からいくと、自分の資産はいろいろな資産に分散しておくことが効率的なのですが、マイホームを購入してしまうと、そのバランスが非常に悪くなります。

　基本的に住宅の家賃は、市場が効率的であるという「市場効率仮説」の観点に立つと、きわめてお得な家賃というのはなく、それ相当になっているのが現状です。貸し主は１円でも高く貸したいし、逆に借り主は１円でも安く借りたいわけです。そのように、需要と供給のバランスがとれて、最終的には適正額に落ち着くのです。

　購入した場合には、不動産取得税や固定資産税、借入れの金利や修繕積立金などが毎年のようにかかってきます。

　また、その不動産が気に入らないからといって、１年後に売却しようとしても、その価値は著しく低下します。これは日本の特徴だと思うのですが、不動産や自動車はほとんどの場合、購入したときの価格がピークで１日後に売却したとしても20％以上目減りすることが多いと思います。つまり、一度購入したらそこに一生住み続けないと、売却したときにものすごい損失が出てしまう可能性が高いのです。

　金額のことやリスクリターンのことだけを考えると、購入より

も賃貸のほうが私は有利であると思います。

　しかし、多くの先生が住宅を購入されています。そのほとんどの理由が、経済合理性ではなく、「マイホームの夢」というものではないかと思います。

　私は、これを否定するつもりはまったくありませんが、トータルのキャッシュフローやリスクといった経済合理性のことだけを考えると、ほぼ間違いなく「賃貸有利」だと思います。

　ただ「マイホームの夢」はけっして無視できない面があります。子供が大きくなり、周りのママさん友達が家を購入し出すと、「やっぱりうちも」となってしまうものです。私たちのような事業主は、ほとんど家にいることがありませんが、ほとんど家にいて家事や子育てを１日中しなければならない配偶者は、マイホームを夢見るのは至極当然のことだと思います。

　ここは、ある程度経済合理性を無視してでも、家族の意見を聞いてあげることで、最終的には自分が事業に集中できる環境をつくることができるのかもしれません。

第3章

消費税・法人税に関する税金のノウハウ

1 消費税の基礎知識を押さえて増税時代に備えよう

　2013年度の税制改正において、消費税の増税が決定し、2014年の4月に8％、2015年の10月に10％へ引き上げになる予定でしたが、1年半先送りとなり、2017年4月10％へ引き上げになる予定です。この増税により、消費が冷え込むことが予想されるだけでなく、自費治療についても、受診抑制がかかる可能性があります。
　そこで、この消費税についての基本的な考え方を説明します。

1　消費税は2期前の自費等の売上が1,000万円以下であれば免税になる

　まず消費税の免税となる要件を紹介しておきます。消費税は、原則として2期前の課税売上が1,000万円以下であれば、その年の課税売上に対して消費税を納める義務は免除されます。なお、課税売上とは、消費税が課税される売上のことをいい、自費売上・雑収入などが該当します（保険売上は、非課税です）。このように、消費税を納めなくてもよい事業者を「免税事業者」と呼びます。
　たとえば、街の八百屋さんでニンジンを購入したとします。このニンジンが100円であれば、5％の消費税が課税されて105円支払います。ところが、この八百屋さんの年間の売上が1,000万円以下であり、消費税の免税事業者であれば、この消費税についてはまるまるこの八百屋さんの儲けとなります。
　同じことが歯科医院にもいえるのです。たとえば、インプラン

トが40万円だったとした場合、消費税込みで患者さんからは42万円をもらいます。しかし、この医院の2年前の課税売上が1,000万円以下であれば、この2万円は納める必要がないのです。

2 医療法人は原則2年間消費税が免税になる

　新たに設立された法人なら、設立1期目および2期目の基準期間はありませんので、原則として納税義務が免除されます。

　しかし、基準期間のない事業年度であっても、その事業年度の開始の日における資本金の額または出資の金額が、1,000万円以上の場合は、納税義務は免除されません。現在、新たに設立される医療法人は、出資金は「基金」に該当するため、基金が1,000万円以上あっても、資本金はゼロとして計算しますから、新設の医療法人は、原則2年間消費税の免税事業者となります。

　この消費税の免税については、自費の多い歯科医院などにとって、医療法人成りの大きなメリットとなります。

　ただ、平成24年の税制改正により、次のような改正が入りましたので、2年目は課税事業者になることもあります。

3 1期前の1〜6月までの自費売上が1,000万円を超えると課税事業者になる

　平成24年の税制改正により、平成25年1月1日以後に開始する年または事業年度については、基準期間の課税売上高が1,000万円以下であっても、特定期間（個人事業者の場合は、その年の前年の1月1日から6月30日までの期間をいい、法人の場合は、原則として、その事業年度の前事業年度開始の日以後6ヵ月の期間をいいます）

の課税売上高が1,000万円を超えた場合、当課税期間から課税事業者となります（なお、課税売上高に代えて、給与等支払額の合計額により判定することもできます）。

　平成25年が免税事業者であるかを判定する場合、まずは平成23年の課税売上を見て1,000万円以下かどうかを判定します。もし平成23年の課税売上が1,000万円以下であれば、今度は平成24年の１月～６月の自費売上、もしくは給与等支払額の合計が1,000万円以下かどうかをチェックし、1,000万円以下であれば、平成25年度は免税事業者になることができます（個人事業主の場合）。

4　免税かどうかの判定と納める消費税の計算時期は違う

　免税事業者かどうかの判定は、２期前で行いますが、これはあくまで免税かどうかを判定するだけのもの。実際に納める税金の計算は、その年の自費売上等で計算します。

　平成25年が課税事業者か免税事業者かを判定するには、平成23年の課税売上で計算します。平成23年の自費売上等が800万円であれば、たとえ平成25年の自費売上等が1,000万円超でも、１億円でも、平成25年分の自費売上等に対して消費税を納める義務はありません。逆に、平成23年の自費売上等が2,000万円だった場合、平成25年の自費売上等が800万円であっても、平成25年は課税事業者となり、消費税を納める必要があります。この場合、納める消費税の計算はもちろん800万円を使います。

5　消費税の基本的な計算方法

　消費税は、売上に対して「預かった税額」から、仕入れに対し

第3章　消費税・法人税に関する税金のノウハウ

図表17

```
≪A歯科医院≫
【前提】　保険売上…………8,000万円
　　　　 自費売上…………2,000万円
　　　　 売上合計…………1億円
　　　　 預かった税額……100万円
　　　　 支払った税額……150万円
　　　　 2期前の課税売上　　1,800万円
【本則課税による場合】
　(1)　売上合計のうち課税売上の占める割合
　　　　 2,000万円÷1億円＝20%
　(2)　支払った消費税に上記の割合を乗じる
　　　　 150万円×20%＝30万円
　(3)　納める税額………100万円－(2)＝70万円
```

て「支払った税額」を差し引いて計算します。預かった税額には、自費売上や歯ブラシなどの物販の消費税などが該当します。支払った税額には、材料代や技工代、家賃やリース料、物品の仕入代などに対する消費税などが該当します。人件費や保険料、減価償却費といった経費には消費税はかかりませんので、支払った税額の計算には入れません。

　この「預かった税額」が「支払った税額」よりも多ければ、その差額を納付します。逆に、「支払った税額」が「預かった税額」よりも多ければ、その差額を還付してもらえます。これが消費税の基本的な考え方です。

　ここまでを計算例で説明しましょう〔図表17〕。

　このようにして消費税を計算し、個人であれば翌年の3月31日まで、法人の場合は期末から2ヵ月以内に納めることになります。

2　消費税増税が歯科医院に与えるダメージは？

　今回の消費税アップにより、経済の冷え込みなどが予想されており、住宅メーカーや自動車メーカーなど、とくに金額の大きい商品を扱っている会社は、ダメージが大きいのではと思われています。

　しかし、実は一番ダメージが大きい業界、それは歯科医院を含めた医療業界なのです。

1　コンビニなどの一般企業では、消費税がアップしても利益は変わらない

　一般の企業の場合で説明しましょう。ここでは、わかりやすくコンビニと比較してみます。たとえば、

　　・売上高……………5,000万円
　　・仕　入……………1,000万円
　　・人件費……………1,000万円
　　・その他の固定費…2,000万円

といったコンビニがあったとします。

　通常、コンビニは仕入が高く、このような利益率はあり得ないのですが、わかりやすくするために、歯科医院と同じような数値にしました。この場合、このコンビニの利益は、次のようになります。

　　①収入………5,000万円

第3章　消費税・法人税に関する税金のノウハウ

　②費用………1,000万円＋1,000万円＋2,000万円＝4,000万円
　③利益………①－②＝1,000万円
　では、消費税が5％だと、この利益はどうなるでしょうか？
　まず、収入ですが、消費税が5％であれば、売上にかかる消費税は5,000万円×5％＝250万円となり、税込の売上高は5,250万円になります。
　次に、費用です。「仕入」には消費税がかかるので、消費税が5％であれば、仕入にかかる消費税は1,000万円×5％＝50万円となり、税込の仕入は1,050万円となります。
　人件費には消費税がかからないので、そのまま1,000万円。「その他の固定費」には、テナント家賃などのように消費税のかかるものもあれば、減価償却費や社会保険料など消費税のかからないものもあります。
　仮に「その他の固定費」の2,000万円の内、半分が消費税の課税対象だとすれば、税込の「その他の固定費」は、
　2,000万円×50％×5％＝50万円
　2,000万円＋50万円＝2,050万円　になります。
　そして、消費税として納めなければならない金額は、売上の消費税250万円から、仕入などにかかった消費税の合計（50万＋50万＝100万円）をマイナスした150万円となります。つまり、消費税5％のとき、消費税を考慮したこのコンビニの利益は、
　　①収入………5,250万円
　　②費用………1,050万円＋1,000万円＋2,050万円＋150万円＝
　　　　　　　　4,250万円
　　③利益………①－②＝1,000万円

115

となり、消費税があっても利益は変わらないことになります。

　同じ計算で、消費税が10％になれば、このコンビニの納める消費税は、次のようになります。
　　　①売上にかかる消費税……5,000万円×10％＝500万円
　　　②仕入等にかかる消費税…1,000万円×10％＝100万円
　　　　　　　　　　　　　　　2,000万円×50％×10％＝100万円
　　　　　　　　　　　　合計：200万円
　　　③納付すべき消費税………①－②＝300万円
　この場合の利益は次のようになり、利益は消費税アップ前と同じになります。
　　5,500万円－1,100万円－1,000万円－2,100万円－300万円
　　＝1,000万円

2　歯科医院では消費税アップで単純に利益が減る

　では、歯科医院の場合はどうでしょうか。
　前記コンビニの例とまったく同じ利益率で
　　　・売上高……………5,000万円（保険売上）
　　　・仕　入……………1,000万円
　　　・人件費……………1,000万円
　　　・その他の固定費…2,000万円
の歯科医院と仮定して計算してみます。
　まず、消費税が５％のときには、この歯科医院の利益はどうでしょう？
　売上はすべて保険売上とすると、消費税は課税されません。こ

第3章　消費税・法人税に関する税金のノウハウ

の場合には、消費税を納める義務もありません。
　しかし、仕入やその他の固定費には、同じように消費税がかかります。コンビニの例と同じように、その他の固定費の内、50％が消費税の課税対象とすると、歯科医院の利益は、次のようになります。
　　5,000万円－1,050万円－1,000万円－2,050万円＝900万円
　この消費税が10％に上がると、同様の計算で、次のようになり、単純に利益が100万円減ります。
　　5,000万円－1,100万円－1,000万円－2,100万円＝800万円
　つまり、消費税がない場合の利益は1,000万円で、消費税5％になれば900万円、10％になれば800万円と、利益が単純にそれぞれ10％、20％ダウンすることになります。消費税アップで自費の消費税がアップするとか、受診抑制が働くといった問題よりも、単純に利益率が減るという、この事実のほうが歯科医院にとってはダメージが大きいのです。
　こういった税金が、歯科医院に与えるインパクトは、数字で理解しておかないと、「なぜか、急にキャッシュフローが悪くなった！」とあわてることになりかねません。
　私がセミナーなどでよくお話しする「有事の定量分析」ができれば、このような事態をしっかりと把握できるようになります（「有事の定量分析」についての詳細は、拙著『スタッフのやる気が歯科医院を発展させる』（クインテッセンス出版）を参照してください）。

3　歯科医院の消費税は「簡易課税」を選択したほうが有利になることが多い理由

　消費税の計算方法には、先ほど紹介しました計算方法（これを「本則課税」と呼びます）以外に、「簡易課税」という計算方法があります。

　本則課税は**「実際に預かった税額」－「実際に支払った税額」**という計算をするのに対して、簡易課税は**「実際に預かった税額」－「概算計算の支払った税額」**という計算をします。

　ともに「実際に預かった消費税」を使う点は共通ですが、「支払った税額」に「実際額」を使うか「概算額」を使うかの点で異なっています。その概算額は「実際に預かった税額」に一定の割合を乗じて計算します。

　簡易課税は「実際に支払った税額」について一切考慮しなくていいため、本則課税に比べて「簡易的」な方法というわけです。ただし、この簡易課税は2期前（基準期間）の課税売上が5,000万円以下の場合に限り使えます。

1　簡易課税を選択できるかどうかの判定と納める消費税の計算時期は違う

　簡易課税制度を選択できるかどうかの判定は、2期前で行いますが、これはあくまで簡易課税の適用の可否を判定するだけのもの。実際に納める税金の計算は、その年の自費売上等で計算します。

　たとえば、平成25年が簡易課税制度を選択できるかどうかを判

図表18

≪Ａ歯科医院≫
【前提】　保険売上…………………8,000万円
　　　　自費売上等………………2,000万円
　　　　売上合計…………………1億円
　　　　預かった税額……………100万円
　　　　支払った税額……………150万円
　　　　２期前の課税売上………1,800万円
【簡易課税による場合】
　(1)　適用の判定
　　　1,800万円（２期前の課税売上）≦5,000万円（簡易課税の適用要件）……適用あり。
　(2)　支払った税額（「預かった税額」に一定の割合を乗じて計算）
　　　（自費の場合は50%）……100万円×50％＝50万円
　(3)　納める税額……100万円－50万円＝50万円
　(4)　有利判定………70万円〔図表17より〕＞50万円

定するのは、平成23年の自費売上等で計算します。平成23年の自費売上等が5,000万円以下であれば、平成25年は簡易課税制度を選択することができますが、消費税の計算については、平成25年の課税売上を用います。

　では、わかりやすく事例を用いて説明します。前記の事例について、簡易課税を用いて計算すると、〔図表18〕のようになります。

　よって簡易課税が有利で、50万円を納税します。このように歯科医院の場合、簡易課税で計算したほうが得になるケースが多いです。その理由は、主に次の２つです。

2　歯科医院は人件費が多い業種

　歯科医院は、他の業種と比較して「人件費」の経費に占める割

合が高いという特徴があります。人件費には消費税が課税されませんので、「実際に支払った税額」が少なくなりがちです。

このような特徴を踏まえると、「実際に支払った税額」を使う本則課税よりも、それをまったく使わない簡易課税のほうが有利になる場合が多いわけです。

3　簡易課税は、税理士報酬が安く設定されていることが多い

本則課税の計算をする場合、簡易課税に比べて倍以上の時間がかかります。そのため、簡易課税の税理士報酬は、本則課税に比べて低く設定されていることがほとんどです。

簡易課税制度は、一度選択すると、2年間は簡易課税制度を選択しなければなりません。その他、注意すべきことは、簡易課税制度を選択しようと思うと、前年末日までに「簡易課税制度選択届出書」という書類を、税務署に提出しておかなければならないのです。つまり、平成25年分で簡易課税を選択しようと思うと、平成24年12月末までに簡易課税制度選択届出書を提出しておかなければなりません。また、簡易課税制度選択届出書は一度提出すると毎年提出する必要はありません。

インプラントなど自費診療の多い医院は、患者さんから預かっている5％の消費税も売上と勘違いして使ってしまって、納税のときにお金が足りないなどということもよく見受けられます。

急な納税で資金繰りが厳しくならないよう、顧問の税理士さんとしっかりと納税の予想を立て、計画的な資金管理を行ってください。そうすれば、たとえ消費税増税の時代がきたとしても、恐れることなく経営していけるはずです。

第3章　消費税・法人税に関する税金のノウハウ

4 そのMS法人の設立、大丈夫ですか？

1　MS法人ってなに？

「MS法人で節税ができるらしい」という話を耳にしたことのある先生、「MS法人ってどうなの？」と疑問をお持ちの先生は、多いのではないでしょうか？

ここでは、そのMS法人について説明していくことにします。

医院の業務のうち受付業務、レセプト請求、不動産の賃貸、機器のリース、歯科技工など診療に付随した業務をメディカルサービスといいます。MS法人は、それらのメディカルサービスを行う法人です（メディカルサービス法人略して、MS法人です）。

医院から診療以外の業務を切り離し、それをMS法人に「業務委託」すれば、新たに経費を計上できるので、節税のメリットがあるといわれています。

法人の税率は、年間所得が800万円以下の部分は低く抑えられていますし、800万円を超える部分でも、個人の最高税率である50％よりは低くなっています。そのため、個人での所得が高く、最高税率で納税している場合には、MS法人に業務委託をすることで、個人側ではその委託料が経費になり、法人側では売上になりますが、個人よりも低い法人税率で課税されるということになります。

しかし、MS法人には、次のような知っておいていただきたいデメリットがあります。

2　MS法人のデメリット
(1)　消費税の負担が増える

　医院の収入の大部分を占める保険収入は、消費税の非課税売上ですが、MS法人の収入のほとんどは、消費税の課税売上になります。

　その売上が1,000万円を超えると、消費税の課税事業者になりますので、消費税納税の負担が発生することが考えられます。一時期、MS法人を活用した節税をうたうコンサルタントや会計事務所が多かったことがありますが、それは消費税の免税点が現在の1,000万円ではなく3,000万円だったこと、個人の税率が今よりも高かったこと、消費税の税率も3％と低かったことなどが考えられます。

　現在は、消費税率が10％に上がろうという時期ですので、外注委託費に対する消費税が発生することを考えると、MS法人のメリットは非常に少なくなってきているように思います。

　医院で節税ができていても、MS法人側で消費税の負担が生じてしまうのであれば、結局、節税ができていないということも考えられるのです。

　また、MS法人には、利益が出ていなくても課せられる法人税均等割というものも存在します。

(2)　事務手数料が増える

　MS法人を設立する際には、司法書士報酬や印紙代などの設立費用が発生します。

　また、MS法人独自の帳簿や申告書を作成する必要がありますので、税理士報酬の負担が増えることがほとんどだと思います。

どのようなコストが発生するのか、事前にチェックしておく必要があります。

(3) 税務調査のチェックポイントになる

MS法人は、税務調査の対象になりやすいといわれています。主なチェックポイントを2つ紹介します。

①MS法人に支払っている業務委託などの価格設定のチェック

医院とMS法人の間で行われている取引を、仮に他の業者と行った場合でも、同じような価格設定にするかどうかを検討する必要があります。

医院側で利益が出ている場合に、業務委託を高めの価格設定にするとか、逆にMS法人側で、利益が出ている場合には、業務委託を低めの価格設定にするというのでは、単に「税金逃れ」を目的とした取引であると、とらえられてもしかたがありません。

税法には「経済的合理性」という考え方があります。

MS法人が、1つの独立した会社と考えられる以上、儲けを追求するのが合理的で、医院もムダな経費を節約するというのが合理的である、と考えられます。これに反する明らかに合理性がないような取引については、厳しいチェックの目が向けられることになります。

②取引の実態があるかどうかのチェック

MS法人が単なる形式的な存在ではなく、1つの会社として実態を備えていることが大切です。

実態がないと見られる事由を、いくつかあげると〔図表19〕のようになります。

図表19　　MS法人に実態がないと見られる事由（例）

> □MS法人が独立した事務所を持っていない。
> □MS法人の役員である奥様（配偶者）の勤務実態がない。
> □歯科医院とMS法人掛け持ちのスタッフが多く、MS法人のみのスタッフがいない。
> □MS法人が、歯科医院の施設を利用する際に、その利用料を医院に払っていない。

　MS法人のスタッフのタイムカードなど、単なる節税目的の、いわゆる「ペーパーカンパニー」でないことを証明するものを揃えておく必要があります。

3　節税が主目的なら「医療法人成り」を検討する

　ここまでで、MS法人のデメリットをご紹介しましたが、MS法人をつくることにより、業務の幅が広がることは確かです。また、診療スタッフと事務スタッフを明確に区分できますので、人件費の合理化も可能だと思います。

　前記のデメリットとメリットを理解したうえで、設立を検討してみてください。

　なお、個人の歯科医院の場合で、節税を主目的にＭＳ法人を併設するのなら、一気に医院を医療法人化することを検討したほうがよい場合も少なくありません。次項で、医療法人成りについて説明していくことにします。

5 歯科医院が医療法人成りを検討したほうがよい売上高とは？

1 個人の場合、課税所得が4,000万円を超えると約60%が税金

　個人で所得が高くなってくると、最終的には医療法人成りを検討していくことになります。

　現在、日本には約70,000件の歯科医院があります。そして、そのうち、約7,000件が医療法人になっています（平成18年3月31日現在、厚生労働省調べ）。つまり、歯科医院の約10%が医療法人になっているという計算になります。そして、その大半は、売上高の高い歯科医院です。

　では、なぜ売上高が高くなれば、医療法人になっているのでしょうか？

　もちろん、そこには「医業の継続性を保つため」や「広く地域住民の医療水準を確保するため」など、いろいろな理由があると思いますが、税金の面からいえば、「所得税の税率よりも法人税の税率のほうが低くなるから」でしょう。

　医療法人は、所得に対して「法人税」が課税されますが、これは段階的に2段階あり、所得が800万円以下の部分と800万円超の部分に分かれます。平成25年現在、800万円以下の部分は15%、800万円超の部分については25.5%です。

　平成24年4月1日から平成27年3月31日までの間に開始する事業年度については、これに「復興特別法人税」として、税率×10%がプラスされますので、これを合わせると800万円以下

の部分は16.5％（15％＋15％×10％）、800万円超の部分については28.05％となります。

さらに、これは国税になりますので、地方税が同時に課税されます。これらを加えると、医療法人の実効税率は約33％になります。また、これ以外に地方税の均等割というものがあり、赤字であっても8万円前後の税金が発生します。簡単にいえば「ショバ代」のようなものです。

医療法人の場合、利益が800万円を超えれば、所得がいくらであっても一律約33％の税率となり、フラットです。

これに対し、個人の所得税は、所得が大きくなれば大きくなるほど、税率が高くなるのです。現在、所得税（住民税を含む）の最高税率は50％ですから、個人で利益を出すよりも、医療法人を設立して、法人で利益を出したほうが、ずっと有利になるというわけです。

とくに、平成25年度の税制改正により課税所得が4,000万円を超える場合には、さらに5％上がり、所得税45％、住民税10％、合計55％となることが予定されています。さらに、この55％に対して事業税が5％プラスされると、約60％が税金となってしまうわけです（保険収入部分については事業税は免税となります）。

2　医療法人成りを検討したほうがよい売上高は8,000万円

では、歯科医院の場合、どれくらいの売上高なら、医療法人を検討すればよいのでしょう？

これは、一概にはいえませんが、私の経験上、売上規模が8,000万円を超えてきたくらいで法人成りを検討し、売上高が1億円以

上になれば「医療法人にするメリット大」なことが多いようです。
　では、この8,000万円という数字はどこから出てきたのでしょうか。
　歯科医院の場合、利益率は平均すると25％くらいの医院が多いのです。すると、売上高が8,000万円あれば、利益はその25％の2,000万円となります。
　利益、つまり所得が2,000万円の場合、個人の所得税と住民税を合わせた実効税率は約36％となります。ところが、医療法人の税率は約33％ですので、法人で利益を出すほうが有利です。つまり、ちょうど売上8,000万円を超えたくらいで、個人と法人の税率が逆転することが多いからです。

3　「医療法人にしないほうがよい」っていっていたのは？

　拙著『キャッシュ最大化計画』（クインテッセンス出版）では「医療法人にはするな！」という項目があったので、「あれ？　山下先生いっていることが違うのでは？」と思われた先生もいるかもしれません。
　確かに、当時、私は医療法人をそれほどおすすめしていませんでした。しかし、その後法人税の税率が下がり、個人の税率が上がったことで、個人と法人の税率の乖離が大きくなってきました。そのため、現在は売上高1億円を超えてきた医院には、医療法人成りをおすすめすることが多くなってきたのです。
　医療法人にしないほうがよい先生は、いわゆる「出口戦略」のない先生です。医療法人にしてしまうと、簡単には廃業することができませんので、最終的に医療法人をどうしたいのかという出

口戦略が非常に重要になってきます。

　簡単につぶせないということは、単純に節税だけを目的として法人にしてしまうと、将来的に売上高が下がったときに、法人と個人の税率が逆転してしまったり、税制改正により法人税のほうが高くなってしまったりして、法人にした意味がなくなってしまいかねません。

　税法は毎年改正があり、この改正の流れを読むことも非常に重要です。ただ、最近の税制改正の流れを見ていると、個人の富裕層には増税、法人は減税の流れがあると思いますので、これから法人化される先生は増えるのではないかと予想しています。

　このように、医療法人を活用したりうまく税制の流れに乗ったりすることで、将来にわたって使えるお金は何倍にも変わってくることが多いものです。

　もちろん毎年、税理士さんから、有利な税制改正などについてしっかりと教えてもらえるのであれば、それに越したことはないのですが、それでも税制の流れについては、自分である程度知っておいたほうがよいでしょう。

　これらの税制改正は、毎年年末〜春先にかけて「税制改正大綱」というのが発表され、そこで新しい制度が発表になります。「実は有利な税制があるのに知らなかったので、その恩恵を受けられなかった」とならないためにも、これらの情報については常に敏感にアンテナを張っておくことをおすすめいたします。

6 医療法人の6つのメリットとは？

★メリット1：税率が約33%とフラット

個人医院の「医院の所得」には、「所得税」が課税されます。所得税は、所得の増加に応じて、税率が高くなる仕組みです。

一方、医療法人の「医院の所得」には、「法人税」が課税されます（所得税から法人税に切り替わります）。所得税とは異なり、法人税の税率は基本的に一定です。

個人で所得が上がれば、最高で50％の所得税・住民税が課税されますが、法人の場合には、最高でも約33％の法人税等でおさまります。

★メリット2：院長に「役員報酬」を出すことができる

医療法人で役員報酬を支払うとどうなるのでしょうか。

まず、医療法人側で「役員報酬」は経費（損金）に算入することできます。さらに、それを受け取った院長側でも、サラリーマンにのみ認められている「給与所得控除」というのが使えます。この給与所得控除とは、給与の金額に応じて一定の割合を乗じて計算した概算の経費を控除できるという仕組みです。

ちなみに、サラリーマンでいうところの年収というのは、ほぼ給与総額を指しています。医療法人でいえば役員報酬の年額のことです。つまり、年収1,200万円というのは、医療法人で月に100万円もらっている場合と同じことを指します。

では、個人の院長の年収というのは、どの部分を指すのでしょうか。

これは非常に難しいところですが、私は「事業所得」のことと考えています。しかし、事業所得が1,200万円の院長と、年収が1,200万円のサラリーマンでは、納付する税金は、院長のほうが上になってしまいます。

その理由は、給与所得者には「給与所得控除」が認められているからです。給与所得控除とは、一般的にサラリーマンの必要経費といわれており、一定の計算式を用いて計算します。

医療法人の場合、セミナー代や家賃などの経費が認められている上に、さらに自分自身に支払った給与についても、このサラリーマンの必要経費たる給与所得控除が認められているのです。

★メリット３：「退職金」を支払うことができ、その準備に「生命保険」を活用できる

医療法人では、理事長に退職金を支給できます。この退職金のよいところは、毎月支払う役員報酬に比べると、課税がかなり低く抑えられていることです。

しかし、多額の退職金を支給しようと思っても、なかなかキャッシュで貯めておくことは難しいと思います。そこでよく活用されるのが「生命保険」です。

個人の生命保険は、少額の「生命保険料控除」しか認められていませんが、医療法人であれば、一定の保険料は経費になります。これをうまく活用すれば、退職金の原資を毎年経費に算入しながら確保することが可能となります。

第3章　消費税・法人税に関する税金のノウハウ

★メリット4：「出張旅費」も所得税の課税されない経費に

　セミナーや講演などで出張の多い先生、セミナーを受講するために出張の多い先生も結構おられるかと思います。そんな先生に効果があるのが、この「出張旅費」を使った節税です。

　個人の場合、出張先での飲食や雑費にあてるための「日当」は経費になりません。しかし、医療法人の場合、「出張旅費規程」を整備しておけば、日当が経費になります。

　日当はいくらが妥当かということについては諸説ありますが、基本的には常識の範囲から考えて「通常認められる範囲」に限ります。なお、理事長だけに出張旅費規程にもとづいて出張旅費を出すというのは問題になり、出張旅費規定どおりに、他のスタッフにも出さないといけないなどの要件もありますので、注意してください。

★メリット5：消費税が1年～2年間免税になる

　医療法人を設立すると、前述のように1期目は消費税が免税になります。インプラントや矯正の売上の多い医院であれば、このメリットは非常に大きいと思います。

　2期目は基準期間がないので、原則は免税なのですが、平成24年の税制改正により、平成25年1月1日以後に開始する年または事業年度については、基準期間の課税売上高が1,000万円以下であっても、特定期間（法人の場合は、原則としてその事業年度の前事業年度開始の日以後6ヵ月の期間）の課税売上高が1,000万円を超えた場合、当課税期間から課税事業者となります（課税売上高に代えて、給与等支払額の合計額により判定することもできます）。

★メリット６：対外的な信用度が増し、スタッフ雇用にも有利

　医療法人になると、対外的な信用度が大幅にアップします。

　たとえば、金融機関からの借入の場合、個人の時は第三者保証として誰か保証人をつけないといけなかったのが、医療法人になると、医療法人の借入は理事長の個人保証でＯＫということになったりします。

　スタッフの雇用にも好影響を与えます。

　「医療法人」という名前がついているだけで、雇用に有利になることが多いのです。**現在、多くの歯科医院の一番の悩みの種は人材不足です。**なかなかいいドクターが見つからない、歯科衛生士が集まらないなど、みなさん非常に人材の確保には苦労されています。

　もし先生が雇われる側であれば、どのような医院に行きますか？

　もちろん、給与や休日、時間などもあるでしょうが、やはり「教育体制がしっかりしている」「社会保険が完備されている」「福利厚生が充実している」「有休を取ろうと思ったときに、代わってもらえるスタッフがいる」など、さまざまなことを考えると思います。

　その時に、医療法人のほうが個人の医院よりも、これらの面が充実している可能性はきわめて高いため、"できるスタッフ"は医療法人に流れることが多いようです。

第3章　消費税・法人税に関する税金のノウハウ

7 医療法人にすることのデメリットは？

では、医療法人にすることのデメリットには、どのようなものがあるのでしょうか？

★デメリットその1：社会保険が強制加入となる

一番大きなデメリットは、社会保険の強制加入でしょう。

医療法人になれば、社会保険（健康保険と厚生年金）が強制加入となります。そのため、原則として役員および従業員は社会保険に加入しなければならなくなります。

ただし、健康保険については、一定の手続きにより歯科医師国保を継続することも可能です。

この場合、個人であれば歯科医師国保に加入できるスタッフの数に上限がありましたが、医療法人になるとこの上限がはずれ、何人でも歯科医師国保に加入させることが可能となります。そのため、歯科医師国保に加入されている先生は、厚生年金のみが負担増ということになります。

健康保険・厚生年金は、保険料の半分が事業主負担となるので、医院の負担はかなり大きくなります。医療法人にするくらい規模の大きな医院の場合、スタッフ数もかなり多い可能性が高く、この医院負担の社会保険はバカになりません。

それでは、どれくらいの負担増になるのでしょうか。

たとえば、スタッフに20万円の給与を支払った場合、医院負

担分の社会保険料は、健康保険で10,060円、厚生年金で16,766円、合計で26,826円になります（平成25年1月現在）。また、社会保険は賞与からも天引きになりますので、年収で300万円くらいのスタッフであれば、医院負担の社会保険は年間約43万円になります。スタッフが10人いれば、医院の負担しなければならない保険料は年間で約430万円にもなるわけです。

この社会保険については、どれだけ医院負担が増えるか簡単に計算する方法があります。

平成25年1月現在、健康保険の医院負担は給与の5.03％、厚生年金の医院負担は給与の8.383％です。つまり、健康保険は歯科医師国保にして、厚生年金だけ新たに加入しなければならない医院の場合、その負担は給与総額の約8％上がると考えておけばよいでしょう。

たとえば、毎月の給与総額が200万円であれば、月額で200×8％＝約16万円の負担が増えます。また、歯科医院の人件費率は20％前後が多いため、売上に占める厚生年金の割合で見ると、20％×8％＝1.6％。つまり、売上の1.6％くらいの経費が増えるかたちになるわけですね。

★デメリットその2：「出資限度額の払い戻し」があるので、解散した残余財産は国に帰属する

通常、医療法人を解散する場合、医院に残っているお金は、その出資の割合に応じて個人に割り振られるのですが、現在（第5次医療法改正後）新たに設立される医療法人は、出資限度額を超えるものについては返ってこないこととなりました。

つまり、最初に1,000万円を出資して医療法人を設立すれば、その後、解散するときになって、たとえば10億円が医療法人に残っていても、個人には1,000万円しか払い戻しがされないというものです。

★デメリットその３：設立費用・会計事務所費用がかかる

医療法人の設立には、各関係省庁に開設に必要な書類の提出が必要となります。

これらの手続きは、専門的な知識を要しますので、会計事務所や行政書士事務所などに依頼することになります。それによって、法人設立まで手続きがスムーズかつ正確に行えますが、代行費用が発生します。

また、会計事務所によって顧問料はさまざまですが、個人経営から法人になると、たいていの場合、顧問料が増加します。

医療法人になると個人とは異なり、会計処理が複雑となり、決算時には複数の書類作成が必要となるため、顧問料や決算料が増加します。

★デメリットその４：接待交際費の損金一部不算入が生じる

個人の場合は、接待交際費に上限の定めはありません。しかし、法人となると接待交際費の上限が定められ、そのうち10％は経費から否認され損金算入ができません。

接待交際費の上限は600万円（平成25年度現在）ですので、600万円を超える部分は全額否認されます。

また、600万円以下の場合でも、接待交際費の金額の10％は否

認されますので、それほど接待の多くない医院ではあまり影響はありませんが、接待交際費の多い医院では負担が増えてしまいます（なお、平成25年の税制改正で、平成25年4月1日から26年3月31日までの間に開始する事業年度については、接待交際費の上限が800万円になり10％の否認もなくなることが予定されています）。

★デメリットその5：法人と個人のお金の分離による会計の適正化が必要になる

　個人経営では、医院と個人の財布はほぼ同じとしても問題はありませんでした。しかし、法人になると、完全に法人と個人で財布が別々となります。

　そうすることで、会計的にキレイな状態・クリーンな状態になります。しかし、お金の管理という面では、より細かなところまで管理が必要となります。

★デメリットその6：設立手続きが煩雑である

　「デメリットその3」で説明したように、医療法人を設立するにはさまざまな手続きが必要となります。

　県庁（医療対策課等）や法務局、各管轄の保健所、厚生局、社会保険診療報酬支払基金、国民健康保険団体連合会などに、設立許可申請、開設届、法人登記などの提出があります。

　書類作成にともない、履歴書の作成、法人の印鑑を新しく作成、法人印の印鑑証明の取得など、医療法人設立までに諸作業が増えます。

第3章　消費税・法人税に関する税金のノウハウ

★デメリットその7：小規模企業共済や年金基金から脱退
　個人で加入していた小規模企業共済は所得控除ができましたが、医療法人になると加入することができなく、脱退しなければなりません。
　医療法人では、厚生年金が強制加入となります。厚生年金に加入すると、年金基金からも脱退しなければなりません。

★デメリットその8：簡単に解散できない
　基本的に、医療法人は簡単に解散することはできません。そのため、最終的な出口戦略をしっかりと考えた上で設立する必要があります。

　このように、医療法人にはメリットだけではなく、デメリットも多く存在します。しかし、弊社では2012年だけでも、10件ほどの医療法人成り手続きの依頼をいただきました。医療法人にされた先生のほとんどが、設立してよかったと感じていただいております。
　弊社では、医療法人設立専門の行政書士事務所としてシミュレーションを無料で行っておりますので、こちらもご活用ください（医療法人設立.com　http://www.iryohojin.com）。

8　個人から医療法人になったときの注意点

　個人から医療法人になった場合、納税や資金繰りなどでいろいろと注意しなければならないポイントがあります。

　とくに法人成りして1期目は、すべてが初めてのことなのでわからないことだらけになります。そこで、医療法人になって注意しないといけない5つのポイントをまとめておきました。

（1）　社保から天引きの源泉所得税がない

　個人のときは、社保から約10％の源泉税が天引きされていましたが、医療法人にはこの制度がありません。そのため、毎月のキャッシュは個人時代にくらべると、この源泉税分だけ増えることになるのですが、社保から天引きされている源泉税というのは、いわゆる税金の前払分であるため、確定申告時期にはこれを差し引いた差額を納付すればOKでした。

　ところが、医療法人になるとこれがないので、納税時期に一気に納税が発生するので、医療法人にしたら税金が増えたと勘違いしてしまうことも多いようです。**毎月天引きされていれば、支払っている感覚があまりありません。**

　これはサラリーマンの給与の源泉も同じです。結局、先に払っているか、後でまとめて払うかの違いですが、今まで天引きに慣れているため、医療法人になると急に税金が増えたと思ってしまいます。このような事態を避けるためにも、事前に納税用資金は

違う通帳にプールしておくなどして、急な納税で資金繰りが悪化しない対策が必要となります。

(2) 給与天引きの源泉税の納税が増える

通常、スタッフから預かった源泉税は、預かった月の翌月10日までに金融機関から納付しますが、スタッフが10人未満の歯科医院では、「納期の特例」といって、スタッフから預かった源泉税は、年に2回、7月と1月に支払うことになります。

個人時代は、スタッフの源泉税だけでしたが、医療法人になると、理事長などの役員報酬の源泉税が入ってくるため、源泉税の納付が急に増えます。こちらについても、急な納税で困らないように、納税資金の確保が必要となります。

(3) 役員報酬額は期中で変更できない

一度決めた役員報酬の金額は、基本的には期中で変更することはできません。また、理事長などの役員に対して賞与を支払うこともできません。

そのため、業績がよくなったからといって、期の途中で役員報酬を増額などしてしまうと、増額部分については「役員賞与」とみなされ、法人税の損金に算入できなくなりますので、注意が必要です。役員賞与は法人税法上、損金には算入できない——このことを必ず覚えておいてください。

(4) 賞与後の社会保険に要注意！

医療法人になると、社会保険が強制加入となります。毎月の社会保険は、ほぼ一定なのでそれほど問題にはならないのですが、実は1つだけ注意しないといけない時期があります。それは、賞与を支払った後の月です。

賞与にも社会保険は発生してきますので、賞与の月の翌月については、社会保険料が給与分＋賞与分ということになり、非常に高額になります。賞与の社会保険については、「賞与支払届」というものを社会保険事務所に提出した後、それをもとに賞与にかかる社会保険が計算されます。

(5)　2期目は税金の支払が1.5倍に！

たとえば、平成25年の4月から医療法人が開始し、平成26年3月末が1期目だったとします。すると、法人の申告・納税は決算から2ヵ月以内になりますので、5月末までに法人税を納めることになります。

その5月末で、納税が1,000万円出たとします。すると、その納税から約6ヵ月後の11月末には「中間申告」といって、税金の先払いがやってきます。この時、前回1,000万円の納税があれば、その半分の約500万円の納税が発生します。そして、平成27年3月末に前期と同じ所得であれば、1,000万円からすでに先払いしている500万円を差し引いた500万円を納税することになります。

つまり、平成26年4月から平成27年3月末までには、平成26年5月末の1,000万円と平成26年11月末の500万円、合わせて約1,500万円を支払う計算になります。そのため、2期目は納税により資金繰りが非常に厳しくなりますので、お金があるからといって、いろいろな物をどんどん購入すると痛い目にあいます。

このように、医療法人は個人と違って大きなお金の支払が増えますので、どんなタイミングで、どれくらいのお金が必要なのかを、しっかりと計画しながら経営をすすめることが大事です。

9 リースとローンはどちらが有利なのか？

　先生からのご質問で多いものに「**リースとローンはどちらが有利なのか？**」というのがあります。

　よく「リースは、支払った金額が全額経費になるので有利ではないか」と思われている先生も多いようですが、最終的に、リースでもローンでも、経費になる金額はほぼ同じです。

　リースとローンは、支払方法が非常によく似ていますが、まったく異なった取引です。

　リースとは、リース会社が購入した器械設備などを、長期間にわたって賃貸する取引をいいます。つまり、簡単にいうと、リース会社から器械などを「レンタル」することです。そのため、器械などの設備の所有権はリース会社にあります。

　リースの場合、リース期間を5年や7年などと契約で決めて、その期間が終わってもなお使用し続けたい場合には、一般的には「再リース」ということになり、再リース料を支払うことになります。この再リース料を含め、リース会社に支払った「リース料」は全額経費になります。

　これに対して、ローンは日本語に直すと「融資」のことで、融資を受けて器械設備を購入することを、一般的にローンと呼ぶことが多いようです。

　ローンの場合、金融機関から融資を受けることと同じ意味合いですので、取得した資産は減価償却で経費になっていきます。ま

た、支払った利息ももちろん経費になりますが、リースの場合、利息部分はリース料の中に入っているので、この部分は結局同じということになります（金利の利率は現在、リースでもローンでもほとんど変わりません）。

　では、リースとローンは、どちらでも同じかというとそうではありません。

　まず、毎年経費にできるスピードですが、減価償却で定率法を使っている場合には、契約が同じ期間であれば、リースよりもローンのほうが早く経費化できます。というのは、定率法であれば、最初の年度にたくさん経費計上が可能だからです。ただし、トータルの経費額は、リースであってもローンであってもほぼ同じになります。

　また、器材などの所有権は、リースの場合にはリース会社にあるのに対して、ローンの場合には購入した法人や個人に帰属します。そのため、長期間にわたって使用することが見込まれるものは、ローンのほうが有利になります。

　なぜなら、ローンはローン期間が終了した後も、支払が発生することなく使用し続けることができますが、リースの場合には、リース終了後も使い続けるためには、再リース料を支払ったり、買い取りをしないといけなかったりと、余分な経費が出てしまうからです。

　ちなみに、リース会社は、どこで儲けるかというと、再リースで儲けます。たとえば、7年のリース期間のチェアを10年使い続けた場合、3年分は再リース料を支払わないといけないのです（年間の再リース料は、リース月額の1ヵ月分くらいが多いと思います）。

それに、リースの場合には、リース契約終了時に「新しい器材に買い替えませんか」という提案を、よく受けることがありますが、実際にその器材がまだ使えるのであれば、再リースをおすすめします。
　「同じリース料で新しい器材に交換できますよ」といわれても、実際にはまだそれを使い続けるのであれば、1ヵ月程度の再リース料だけで使うことができることが多いからです。しかし、そのことがわからない院長は、「同じリース料で新しい器材になるならお得では？」と勘違いし、新しいリース契約を再度結んでしまうことになります。
　歯科医院の場合、ほとんどの器材は長期にわたって使用することが多いため、リースはレセコンくらいで、あとはローンや金融機関からの融資を受けて購入される先生が多いように思いますし、私もその方法をおすすめすることが多くなります。
　一番悲惨なケースが、ホームページをリースで契約した場合です。私のクライアントでも、リースでホームページの契約をしている先生がおられますが、毎月の支払は少ないように見えても、トータルで支払う金額を考えると、結構大きな金額になることがほとんどです。
　しかも、リースが終了しても所有権は業者にあり、ホームページを使い続けるためには、ずっとリース料を支払続けないといけないというケースもあります。
　途中で解約しようとしても、リースの場合には、リース期間が満了するまで、リース料の残債を支払続ける必要があります。解約して、ホームページはなくなってしまったのに、リース料の支

払は続いているというケースも、実際に何件か見てきました。

　とくに、ITの世界は非常にスピードが速く、今のマーケティング手法が将来にわたっても通用する、という保証はどこにもありません。

　もちろん、ホームページのリースがすべてダメだというわけではありませんが、必ず契約時に、リース契約終了後にそのホームページはどうなるのか、メインテナンスはどこまで含まれているのか、途中で解約したときの取り扱いはどうなるのかなどを、契約書を通じて確認しておくべきでしょう。

　なお、金融機関から借入をして器械を購入するのも、器械のディーラーを通じてリースを組むのも、意味合いはほぼ同じですので、その場合には、金利の低いほうを利用することをおすすめします。

　融資の金利は、担保の有無、保証人の有無などで変わってきますが、現在は、日本政策金融公庫が無担保で、非常に金利が低くなっていますから、私のクライアントもたくさん日本政策金融公庫を利用しています。

　日本政策金融公庫は金利も固定ですので、インフレなどにも強い借入であるといえます。もし、利用されたことのない先生がおられたら、一度検討してみる価値があります。

第4章

院長が知っておくべき税務調査のポイント

1 税務調査の対象となる医院はどのようにして決められるのか？

　多くの歯科医院の先生が、「税務調査」に対してものすごい不安をお持ちです。「税務調査が入る」と聞くと、イヤ〜な気分になるものです。

　私の事務所のクライアントは95％以上が医院ですので、医院の税務調査では、どのようなところを見られるのか、どのようなところを突っ込まれるのかを経験してきました。

　税務調査というのは、皆さんあまり馴染みがないと思いますが、実は、とても奥が深いのです。歯科医院の先生が行っている根治のことを、患者さんがほとんど理解されていないのと同じく、税務調査の知識も、医院の院長はほとんど理解していません。

　しかし、ここで説明する税務調査の知識を知っておくだけで、「税務調査」に対するよくわからない恐怖心がかなりやわらぎます。また、事前にどのような対策をしておけばよいのかも理解できます。

　税理士も、税務調査に対する知識は、まちまちだと思いますので、ぜひ自分で基本的なことは理解しておくべきです。

　そこで、この章では、税務調査について院長が知っておくべきノウハウをお伝えしていきます。

1　そもそも税務調査って何？

　歯科医院を経営している先生は、個人・法人を問わず、自ら税

額を計算し、申告書を作成するという**「申告納税制度」**を採用しています。個人なら**所得税**、そして医療法人なら**法人税**です。

ところが、ここで問題になってくるのが、「この納税者が計算した税額が、本当に正しいのか？」ということです。善意か悪意かにかかわらず、計算が正しいということを確認できなければ、だれも正直に申告する人はいなくなってしまいます。

私たちの税金は、最終的には国のために使われます。社会保障に使ったり、道路を作ったり、公園を作ったりしますが、これらはすべて税金でまかなわれています。

ところが、税金を多く納めた人も、ほとんど納めていない人も、同じようにこれらの施設を平等に使うことができます。それであれば、誰もが「せっせと稼いだお金からたくさんの税金を納めるのはイヤだ！」と考えるのが普通です。

そこで、この課税の公平性を保つために登場するのが「税務調査」です。

2　税務署はどうやって調査対象を決めているのか？

では、税務署はどうやって税務調査の対象となる事業所を決めているのでしょうか？

まず、従業員や関係者からの「タレコミ」があります。件数としては少なく、これは特殊なケースといえるでしょう。それ以外は、どのようにして決められているのでしょうか？

一般的に税務調査の対象となる事業所の選定には、まず「**KSK**」と呼ばれるシステムで行われます。KSKとは「国税総合管理システム」の略で、私たちが提出した申告書は、すべてこのKSKの

中にデータとして登録されます。

ところで、このKSKでどのようなところが調査の対象になるのでしょうか？

(1) 長期未接触事業所

1つめは「単純に長年税務調査が実施されていない歯科医院」ですが、この「長年」というのは、具体的に何年を指すと思いますか？

実は、この「長年」は、国税通則法に規定する「7年」のことです。つまり、7年以上税務調査が入っていない事業所から優先的に選ばれる、ということになります。

ですから、ひと言で「税務調査」といっても、単純に長年調査に入っていないから、ちょっと確認させてほしいというレベルのものも多いので、この場合にはそれほど心配はありません。

(2) 定量分析で異常値がある事業所

2つめが「定量分析」で異常値が出ている医院です。長期未接触の医院であっても、10年以上税務調査がないところもあれば、3年～5年くらいのスパンで、定期的に入る医院もあります。

この違いはいったい何なのか？

それは、KSKで医院の数字を定量分析した結果、異常値が出ているか出ていないかが非常に大きいのです。定量分析についてはさらに2つの分析が行われます。

1つは過去との比較であり、そしてもう1つは同業他医院との比較です。

まずは過去との比較。たとえば、

・昨年度に比べて異常に変動費率が上がった

第4章　院長が知っておくべき税務調査のポイント

・売上は増えているのに利益は異常に減った
・昨年に比べて接待交際費が2倍になった

など、過去と比較して異常な数字がないかどうかを分析します。

次に同業他医院との比較。たとえば、

・変動費率が他の歯科医院に比べて異常に高い
・同じ売上規模の医院と比較すると利益が異常に少ない
・接待交際費の割合が異常に高い

など、同業他医院と比較して、異常な数字がないかどうかを検討します。

そして、これらの分析を行い、ピックアップされた対象から、最終的には、税務署の調査官が決めることになります。つまり、**「税務調査を避けたいなら"怪しくない申告書"を作成せよ」**ということです。

そもそもの話ですが、税務調査に入られたとき、どのような対策をとるのかを考える前に、どのような申告書を作成すれば、税務調査に入られにくいのかを考えるべきです。

調査官も公務員ですが、ノルマがありますので、税務調査があれば何か見つけないといけないと考えるのはもっともなこと。ですから、税務調査の対策というのは、税務調査が入ったときにどのように対応するのかではなく、まずは調査に入られないような"怪しくない申告書"を作成するのが一番なのです。

"怪しくない申告書"とはどのようなものかについては、次ページ以降で説明していきます。

2 税務調査に入られないための"怪しくない申告書"とは？

　税務調査の対象になる事業所は2つあります。それは、前述のように、1つは「長期未接触事業所」。つまり、長年税務調査が実施されていない医院です。もう1つが「定量分析で異常値がある事業所」です。

　定量分析とは「数字」をもって分析をする手法をいいます。つまり、税務調査官が見たときに「おいおい、この医院怪しいんじゃないの？」という申告書については、優先的に税務調査に入られるわけです。

　では、ここでいう"怪しい申告書"とはどのようなものを指すのでしょうか？

1　過去の数字と比較したときに異常値がある場合

　"怪しい申告書"と思われる1つめは、過去の申告書の数字と比較したときに異常値があるケース。たとえば、次のようなケースが考えられます。

(1)　昨年度に比べて異常に変動費率が上がった

　24年度の申告書の変動費率（売上に占める変動費の割合）が20％だったとしましょう。これが、25年度になって急に30％になっていたというような場合、税務調査官は次のように考えるのです。

　「もしかして、変動費（材料代など）の中に、減価償却資産（1年で経費にできない30万円以上の資産）が含まれているのでは？」

「もしかして、自費などの売上が除外されているので、変動費の割合が急に上がったのでは？」

とくに、売上の除外は「重加算税」という重いペナルティが課税される対象となり、さらにこれは税務調査官の1つの昇格基準となっていますので、このような医院は調査の対象として狙われやすいのです。

(2) 棚卸資産が昨年に比べて異常に少ない

「棚卸資産」とは、ご存じのとおり期末において残っている材料などの在庫のことです。期末に在庫として残っている材料（棚卸資産）は、購入した年度において使っていないということで、経費に入れることはできません。会計上、経費に入れられる材料は、その期中に使ったものだけだからです。

そのため期末には棚卸を行い、在庫の確認をします。この棚卸資産は、毎年それほど大きく変動がないのが一般的です。たとえば、たくさん在庫を持つ医院であれば、棚卸資産は毎年多いですし、逆に在庫が少ない医院であれば、棚卸資産は少額になります。

もし、24年度の申告で棚卸資産が300万円あって、25年度の棚卸資産が20万円だったら、しっかりと棚卸ができていない、つまり実際には在庫として残っているものを、経費として計上しているのではないか、という疑いが残ってしまう可能性があります。そのため、棚卸資産が異常に少なくなるというのは、ここでいう"怪しい申告書"に該当してくるでしょう。

(3) 売上は増えているのに利益は異常に減った

一般的に、売上が増えれば、利益はそれにともなって増えるの

が普通ですが、売上が増えているのに、利益が昨年に比べて極端に減っている場合は、経費が昨年に比べて大きく増えたということです。もちろん、正当な理由がある場合には問題ありません。

「CTや改装などで減価償却費が2倍になった」

「海外の研修やセミナーなどにバンバン行った」

「事務長や1年目の勤務医を入れたので人件費が増えた」

などですが、税務調査官は申告書1枚だけで医院の状況を把握するのですから、そこでわからないものについては、直接税務調査に入るしか事実を確認する術がないわけです。ですから、大きな設備投資などがあった場合などに、税務調査に入られやすいといわれているのはこのためなのです。

(4) 人件費や接待交際費などの数字が異常に増えた

売上が増えていない場合、大きく人件費が増えることは少ないはずです。しかし、申告書を見てみると、なぜか人件費がものすごく増えている——このような場合、この人件費の中に「架空人件費」、つまり医院で働いていない人に対して給料を出しているように見せかけて、人件費の水増しをしているのではないか、という可能性が考えられます。

もちろん、そうではなかったとしても、前述したように、それを確認する術がないのであれば、税務調査に入るしかないということになるかもしれません。

接待交際費などの他の経費項目についても、同様のことがいえます。接待交際費が急に増えていたり、雑費が2倍以上になっていたり、特別損失が上がっていたりと、大きく経費項目が増えている場合で、調査官がちょっと調べたいなと思ったら、税務調査

に入る、という可能性が出てきます。

このように、過去の数字と比較したときに、大きく異常値が出ている申告書というのは、税務調査の対象になりやすいことを覚えておいたほうがよいでしょう。

なお、ここで説明した内容については、正式に発表されているものではなく、あくまで私の個人的な見解も含まれています。ただ、大枠については間違っていないと思いますので、ぜひご参考にしてください。

2　税務調査でチェックされる他医院との数字の比較とは？

前述のように、一般的に税務調査の対象となる事業所の選定には、まず「KSK」（国税総合管理システム）と呼ばれるシステムで行われます。

私たちが提出した申告書は、すべてこのKSKの中にデータとして登録されます。このデータベースは、もちろん業種ごとに見ることができ、同業他医院の平均値と比べて異常な数値がある場合には、その確認として税務調査が行われることが多いのです。

では一般的に、どのような数字をチェックするのでしょうか？

(1)　接待交際費が異常に多い

通常、歯科医院は、業種的にあまり接待のない業種です。そのため、接待交際費があまりにも多すぎると、税務調査の対象となることが少なくありません。本当に事業のために必要なものであれば問題ないのですが、そこに私的な飲食などが入っていれば、それは当然否認となるからです。

たとえば、一般的な医療法人の場合、接待交際費は年間600万

円までは認められていますが、それを超える部分は損金になりません（600万円までについても10％部分は損金になりません）。

しかし、いくら上限が600万円だからといって、年間600万円も接待で飲み食いをするのは、あまり考えにくいと思われます。また、個人の医院の場合、接待交際費に上限はありませんが、それでも月に何十万も接待交際費として使うことは少ないでしょう。

私の経験上、やはり接待交際費が多い医院は税務調査で狙われやすいと思います（接待交際費は改正があります。136ページ参照）。

(2) 変動費が他の医院に比べて多すぎる

変動費とは、歯科医院の場合は「材料代」や「技工代」が該当します。一般的に、歯科医院の変動費は20％前後が多いのですが、もし先生の医院の変動費が30％だったらどうなるでしょうか？

このような場合、税務調査官は次のように考えます。

「もしかして、変動費（材料代など）の中に、減価償却資産（1年で経費にできない30万円以上の資産）が含まれているのでは？」

「自費などの売上が除外されているので、変動費の割合が高いのでは？」

単純にインプラントなどの比率が多い場合で、変動費が高いということはもちろんありますが、その場合には、メインテナンスや矯正など、変動費率の低い治療を増やすことも、視野に入れるとよいでしょう。

(3) 「雑費」が多すぎる

会計には、それぞれの支払ごとに「勘定科目」というのが割り当てられ、たとえばパソコンなら「備品消耗品費」、タクシー代なら「旅費交通費」などの項目に数字が入ってきます。そして、

この勘定科目の中に「雑費」というのがあります。

「雑費」とは、他の勘定科目のどれにも該当しないような支出ということになりますので、いったいどんなものなのか把握することが困難です。たとえば、年間1,000万円が「雑費」になっていたら、調査官は「おいおい、いったいこの雑費の1,000万円って何だ！？」となるわけです。

たとえば弊社では、振込手数料やカードの手数料などを「雑費」としていますが、極力この科目は使わないように努めています。もし、この雑費の金額が多すぎる場合には、その内容を税理士さんに確認しておいたほうがよいでしょう。

(4)　「仮払金」に数字がたくさん残っている

「仮払金」とは、現金などを支払ったが、取引の内容が明らかでない場合に、一時的に処理する勘定科目のことをいいます。つまり、「よくわからない支出のこと」というとらえ方もできます。

弊社では、決算のときには必ずこの仮払金がゼロになっているように決算書を作成しますが、これは仮払金に大きな金額が残っていると、調査官はその内容がわからないので気になるだろうと思うからです。決算書で仮払金がたくさん残っている場合には、その内容を税理士さんに確認しておくべきです。

このように、同業他医院の数字と比較したときに、大きく異常値が出ている申告書というのは、税務調査の対象になりやすいことを覚えておいてください。ただし、前項同様、あくまで私の個人的な見解も含まれています。ただ、大枠については間違っていないと思いますので、ぜひご参考にしてください。

3　実際に税務調査に入られたときの対応は

では、万が一、税務調査があったらどうすればよいのでしょうか？

もし、いきなり調査官が医院にきた場合には、先生自身で対応せず、「税務関係はすべて税理士に任せていますので、まずはそちらに連絡をとってください」というのがベストです。

また、電話で連絡がきて「○月○日に調査にうかがいたいのですが……」といわれたら、すぐに顧問の税理士事務所に連絡をしてアポイントを決めてください。

よく「調査官からいわれた日程で都合が悪くても、無理にでもその日を空けたほうがよいのか」と質問されますが、そんなことはありません。アポイントは、こちらの都合で決められますので、先生と税理士さんの日程の都合がつく日でかまいません。

しかし、調査官は、できるだけ早めの日程を候補として出してきます。なぜなら、期間が空くとその間にいろいろ準備をしてしまわれるのではないかと考えるからです。私自身、担当をもって全国を飛び回っていますので、なかなか調査の日程が合わないこともありますが、それで問題になったことは一度もありません。ただ、税務調査は任意調査ですが、断ることはできません。

なお、調査の立会いは税理士さんだけでも大丈夫ですので、先生は診療を行っておいて、時々顔を出すのでも問題ありません。税務調査に慣れている税理士さんに、すべてお任せしたほうが安心です。税務調査といっても、別に警察の取り調べではありませんので、不正をしていない限り、それほど心配する必要はありませんので、安心して調査に臨んでください。

第4章　院長が知っておくべき税務調査のポイント

3　税務調査で書類のコピーや持ち帰りは拒否できるのか？

1　税務調査にかける日数が短くなっていることも要因

　税務調査のときに、納税者からよくあるのが「書類を持って帰りたいといわれた場合、それを拒否することはできるのでしょうか？」という質問です。

　実際に、私の経験上、かなりの確率でこの言葉を税務調査のときに調査官からいわれています。

　最近は、税務調査にかかる日数が昔と比べて短くなってきているといわれています。昔は2日間かけて行っていた調査も、最近では1日で終わらせるようにすることも多いようです。

　では、なぜこのようなことが起きているのか。その一番大きな理由は、税務調査官が減少しているからです。まず、調査官のうち、団塊の世代の調査官がどんどん退職していきます。しかし、同じ数だけ採用をできるかというとそうもいかず、採用者は減少しています。

　税務調査官も公務員です。現在、日本全体の税収が減っているので、自ずと採用の人数や予算も削減されます。そうなると、今までと同じ数の調査を行おうと思ったら、1件当たりの調査にかける日数を減らすしかないわけです。そのため、今まで2日かけて行っていた調査を、1日に減らしたりする必要が出てきます。

　ところが、調査を経験したことがある先生はご存じだと思いますが、調査は朝の10時ぐらいから始まり、夕方の5時頃に終了す

ることが一般的です。お昼休みの時間や、院長からの聞き取りの時間などを除くと、実質帳簿や請求書などの書類をチェックする時間は非常に少なくなります。

　つまり、1日で調査しないといけないが、時間内にそれができないため、書類を持ち帰って税務署で続きを見る、ということが起こってきます。もちろん、税務署に持ち帰って書類のチェックを行えば、時間は大量にありますし、他の職員の人にヘルプもお願いすることもできるでしょう。

2　書類等を持ち帰られることによるリスク

　私は、本来税務調査は、帳簿などの書類が保管されている医院において行われるべきものだと思っています。しかし、医業の場合、見るべき書類が膨大にあるため、「資料を持って帰りたい」といわれることも多いのではないかと思います。ただし、書類を持ち帰らせることにはいくつかのリスクがあります。

　1つは、その書類がないことによって、実務上に支障をきたすというリスク。たとえば、請求書などを持ち帰られた場合、過去の材料仕入の単価などを確認しようと思っても、手元にその資料がないなどのケースも考えられます。

　もう1つは、帳簿書類の紛失のリスクです。資料を調査官に貸す場合には、必ず「預かり証」というものが発行されます。どのような書類を預かりました、ということを確認するための書類です。しかし、この「預かり証」には、「〇年分請求書一式」などと書くことが多く、たとえばその中の1枚が紛失していても確かめようがありません。

第4章　院長が知っておくべき税務調査のポイント

このようなリスクがあることから、今まで書類の持ち帰りを拒否していた先生もおられるのではないかと思います。

私も税務調査のときには、院長先生に確認し、「問題がない」とGOサインをいただいた上で資料は持って帰ってもらっていましたが、まれに「資料は持ち帰らせたくない」という院長先生もおられました。その場合には、調査官はどのように対応するかというと、税務署から簡易なコピー機を持参して、すべてコピーを取って帰ったり、何度もきて調査を行ったりします。

3　2013年の国税通則法の改正で持ち帰りを拒否できなくなった

このように、帳簿書類を貸すということについては、どこにも法律上規定がなかったので、拒否しようと思えばできました。ところが、2013年の1月よりこれができなくなりました。

国税通則法第74条の7において「税務職員は、国税の調査について必要があるときは、当該調査において提出された物件（その写しを含む）を留め置くことができる」という規定ができたためです。この規定を「物件の留め置き」などともいいますが、要は調査官から書類の持ち帰りを要求されたときには、それを拒否できなくなったということです。もし正当な理由なく提示・提出を拒んだ場合には、1年以下の懲役または50万円以下の罰金という罰則が科されることがあります。

4　守秘義務を理由に拒否することはできない

ここでよく問題になるのが守秘義務です。歯科医師などが職業上の守秘義務のあることを理由に、書類の持ち帰りを拒否するこ

とは「正当な理由」に該当するのか、という問題です。

　これについて、国税庁から発表されている「税務調査手続きに関するFAQ(一般納税者向け)」では、次のように回答がされています。

　「調査担当者は、調査について必要があると判断した場合には、業務上の秘密に関する帳簿書類等であっても、納税者の方の理解と協力の下、その承諾を得て、そのような帳簿書類等を提示・提出いただく場合があります。いずれの場合においても、調査のために必要な範囲でお願いしているものであり、法令上認められた質問検査等の範囲に含まれるものです。調査担当者には調査を通じて知った秘密を漏らしてはならない義務が課されていますので、調査へのご協力をお願いします」

　つまり、ここから読み取れることは、守秘義務に関して拒否することは、正当な理由には該当しないということです。

　ただ、要求されたら何でもかんでも従わなければならないかというとそういうわけではなく、なぜその資料が必要なのか、どの部分が必要なのか、何に使うのかなどの理由の説明をしっかりと受けて、それに必要な最低限の書類だけ持ち帰ってもらうようにします。

　また、書類を持ち帰ってもらうときには、必ず預かり証に署名押印が必要になりました。書類の留め置きで業務に支障が出ないよう、調査が終わったらすぐに返却してもらうようお願いしておくとよいでしょう。

4 税務調査の事前通知はどのようにして行われるのか？

　よく、税務調査などで「事前の通知なしでいきなり調査官がきた！」などという話を聞きます。歯科医院でも「無予告」で調査にきたという話を聞いたことがあります。

　いきなり診療所に税務調査官がくると、院長も驚いてしまいますし、診療もできなくなってしまいます。そのようなことがないように、2013年度1月の税務調査より、この事前調査について明確化されました。

　事前通知なしでの調査は「申告内容、過去の調査結果、事業内容などから、事前通知をすると、①違法または不当な行為を容易にし、正確な課税標準等または税額等の把握を困難にするおそれ、または②その他、調査の適正な遂行に支障を及ぼすおそれがあると判断した場合」に限って行われ、事前通知が行われない場合でも、「運用上、調査の対象となる税目・課税期間や調査の目的などについては、臨場後すみやかに説明すること」となっています。そのため、一般的にはこのようなケースは非常にレアであるといえるでしょう。

　では、事前通知はどのようにして行われるのでしょうか？

　事前通知は、基本的に納税者と税務代理人（税理士など）の双方に対して、直接電話で行われ、書面での事前通知は原則行われません。具体的には、税務署から〔図表20〕のような項目が伝えられます。

図表20 　　　　　　　税務調査の事前通知

> ①実地の調査を行う旨
> ②調査開始日時
> ③調査開始場所
> ④調査の目的
> ⑤調査の対象となる税目
> ⑥調査の対象となる期間
> ⑦調査の対象となる帳簿書類その他の物件
> ⑧調査の相手方である納税義務者の氏名および住所または居所
> ⑨調査を行う当該職員の氏名および所属官署
> ⑩調査開始日時または調査開始場所の変更に関する事項
> ⑪事前通知事項以外の事項について非違が疑われることとなった場合には、当該事項に関し調査を行うことができる旨

　これまでは、このように事前通知で伝えられる詳細は決まっていなかったのですが、こちらも、2013年1月からの税務調査の改正により変更になりました。

　今までの税務調査の場合には、どちらかといえば、こちらから聞いてはじめて答えてくれるような内容でしたが、これが今後は詳細に伝えるべき事項として決定しました。

　ただし、いきなり税務署から電話があったとしても、診療中の忙しい中、これらをすべて聞き取り、メモすることは至難の業です。そのため、規定では「事前通知事項の詳細については、税務代理人を通じて通知を受けることで差し支えない旨」の申し出があった場合は、納税義務者に対しては「実地調査を行う旨」のみを通知することになります。

つまり、**調査官より電話があったら「税務調査の詳細は、税理士を通じて聞きます」**とひと言いっていただければ、これらの項目について院長自身が聞く必要はありません。代わりに税理士さんが聞いてくれます。

では、この事前通知は、調査の何日くらい前に行われるのでしょうか？

厳密に、税務調査の通知時期については定めがなく、個々のケースによって異なるようですが、ある程度の余裕はあると考えておいて結構です。また、一般的に日時は調査官から指定されますが、業務に支障が出るような場合には変更も可能です。

この詳細についての通知で、大切なポイントが3つあります。

第1は「調査の対象となる税目」です。

これは必ず確認しておかなければなりません。実は、税務調査官にはすべての税目（所得税・法人税・消費税・相続税など）に対する調査権限がある人は非常に少なく、一般的には法人課税部門なら法人税と消費税、個人課税部門なら所得税など、調査できる税目が限られています。

しかし、実務上は法人の調査でも、「院長個人の通帳を見せてください」などと、なし崩し的に個人の調査が行われることも少なくありません。本来、法人税の調査権限しか持ち合わせていない担当官が、所得税に関して調査することは、明らかに法律違反です。

実は、税務調査を開始するときに、税理士と税務調査官はお互いに身分証明書を確認し合うのですが、一般的にこの身分証明書の確認は、調査官になりすました「ニセ税務署員」の防止と思わ

れていますが、そうではありません。この時にチェックすべきことは、相手が「ニセ調査官」であるかどうかではありません。

事前に連絡があり、調査があってきているわけですから、ニセモノの調査官がくることなんてまずあり得ません。しかし、調査開始時にはあいさつのように、このお互いの身分証明書の確認が行われます。

では、税理士はこの身分証明書の確認のときに何をしなければならないのでしょうか。

それは、どの税目に対して調査権限があるのかを確認しておくことです。そうすることで、もし法人税の調査権限しか持ち合わせていない調査官が、個人の通帳をチェックしたいなどと、個人の所得税の範囲を調査しようとしたときに、調査権限がないわけですから、これは拒否することができます。

第2は「調査の対象となる期間」をしっかりと把握しておくことです。

一般的には、直近3年分の資料を見せてほしいといわれることが多いように思いますが、その場合、それ以外の資料は基本的に用意しなくても大丈夫です。逆に、指示された期間以外の資料は用意すべきではありません。

なお、本来税務調査は、税務調査が確定した期を遡って対象とするものですので、進行年分の調査は基本的には行われませんが、2013年の税務調査の改正に関する通達で、必要があれば進行年分を調査することも可能となりそうです。

また、法律関係をすみやかに確定させるため、一定期間の経過によって権利を消滅させる期間のことを「除斥期間（じょせきき

かん）」といいますが、税務調査の除斥期間は、改正によりすべての税目で原則5年となっています。

　ただし、不正や偽りがあった場合には、最長で7年間となっていますので、帳簿書類の保存については最低7年間の保存義務があります。

　なお、ここでいう「「帳簿」には、総勘定元帳、仕訳帳、現金出納帳、売掛金元帳、買掛金元帳、固定資産台帳、売上帳、仕入帳などがあり、また「書類」には、棚卸表、貸借対照表、損益計算書、注文書、契約書、領収書などがあります」（国税庁HPより抜粋）。

　第3は「調査の対象となる帳簿書類その他の物件」です。

　これからは、税務署から「この書類を用意しておいてください」ということが明確に指示されますので、逆をいえばその他の書類は用意する必要がないということです。

　これらの3つのポイントをしっかりとメモして、税務調査に臨んでください。

5 歯科の税務調査で調査官が見ているポイントとは？

　私たちのように税務調査を何度も受けていると、調査官がどのようなところを見ているのか、そしてどのような流れで見ていくのかを、ざっくりと理解することができます。

　しかし、多くの院長先生は、税務調査の経験が非常に少なかったり、もしくは税務調査を経験したことがなかったりというケースがほとんどではないでしょうか。

　そのため、税務調査官がどのようなところを見ているのか、そのポイントを簡単に説明していくことにします。

　まず、税務調査は、午前9時～10時頃に開始されることがほとんどです。最初、立会いの税理士との身分証明書の確認があり、その後調査に入っていくのですが、いきなり帳簿書類を調べるということはあまりありません。**ほとんどの場合、最初に事業概況のヒアリングがあります。**

　歯科医院の場合には、院長先生の出身大学などの生い立ちから開業に至った経緯、現在の事業の内容などをヒアリングでおおざっぱに把握します。最近は、ホームページやブログなどで、事前に診療所のことや、院長のことを確認してくることが多く、たとえばインプラントなどの自費を行っているのかどうか、最近の景気や売上の動向はどうなのかなどといったことを、ヒアリングします。

　実は、この時、もちろん事業の内容を確認しているというのも

第4章　院長が知っておくべき税務調査のポイント

あるのですが、それと同時に非常に重要なポイントをチェックします。それは、院長先生の人柄や性格です。

　税務調査では、もちろん帳簿書類に間違いがないのかをチェックするのですが、調査の対象となる納税者がどのような性格なのかを理解しておかないと、調査のときにトラブルになったり、あとで揉めたりする可能性が出てきます。そのようにならないためにも、どのような対応をしていけばよいのか、院長の性格を見ながら判断していくのです。

　そして、事業概況のヒアリングの後に、ほぼ必ずといってよいほど確認されるポイントがあります。それは「**現金の流れ**」です。患者さんから一部負担金をもらったら、どの書類にどのように記載するのか、それをどのように管理しているのか、小口の現金はどのようにして管理しているのか、自費の売上はどのようにして管理しているのか、領収書はどのようにして発行しているのかなどです。

　とくに、自費の売上については、どのように記載しているのか、カルテはどのように管理しているのか、レセコンにも入力しているのか、領収書の管理はどのようにしているのかなど、非常に詳細にヒアリングされます。

　ヒアリングが終わると、帳簿書類のチェックが始まります。調査官は、基本的に申告のときに提出された決算書や申告書しか持っていませんので、どうやってその数字になったのかを、帳簿書類から確認していきます。帳簿については、基本的には「元帳（もとちょう）」と呼ばれるものをチェックします。

　この元帳で、まず確認されるポイントは「売上がしっかりと計

上されているか」ということ。窓口の日計表や月計表、自費の領収書やカード売上の明細などをチェックし、売上のモレや除外がないかどうかをチェックしていきます。

売上に問題がないことが確認できれば、今度は経費をチェックしていきます。たとえば、元帳の数字と請求書や領収書、外注の指示書、契約書などの数字が間違いがないかどうかをチェックしていきます。

この時に大事なポイントは、帳簿書類をしっかりと整理しておくことです。書類が整理されていることで、調査官によい印象を与えることができますし、求められた書類をさっと出すことで、しっかりと帳簿書類の備え付けができているという印象を与えることができます。

調査官は、このような帳簿書類をチェックしていく中で、同時に次のようなことをチェックしています。

(1) 院長や奥様、スタッフの発言

数字を見ているだけでは、なかなか不正を発見することができません。そこで、調査官は院長先生や奥様、スタッフなどにヒアリングして、そこから矛盾を見つけようとするものです。つまり、調査官との会話で余計なことをいってしまったために、あとで痛い目に会うこともあります。

また、私の経験上、歯科医院では奥様が調査に同席されることがありますが、この場合、何か聞きたいことがあると、税理士の私ではなく奥様に確認することが多いのです。

税務署も、税理士は税務調査のプロであることは十分に理解し

ています。そのため、調査に慣れていない院長や奥様にヒアリングすることで、誤りのきっかけを見つけようとします。

(2) 医院に不要な書類を置かない

調査官は、歯科医院に置いてあるものについてはすべてチェックしていると考えてください。たとえば、院内の掲示物やスタッフ紹介なども、どのような自費を行っているのか、スタッフは何人いるのかなどのチェック材料となります。

ここで重要なことは「不要な書類は院内に置かない」ということです。ですから、書類についても税務調査の対象が3期分であれば、3期分だけを用意しておくことです。

院長先生の車などについても、医院の駐車場に止めてあるような場合には、チェックされることが多いのです。車は「ほとんど事業用として使っています」といって経費に入れているのに、実態はほとんど自宅の駐車場に止まっているなど、辻褄の合わないことはやらないように気をつけましょう。

(3) 私的経費が混入していないか

歯科医院の場合、前述のように一般の会社とくらべて、接待交際費などの金額はそれほど多くならないはずです。なぜなら、接待すべき人が圧倒的に少ないからです。そのため、接待交際費などの中に、私的経費が混入していないかどうかは、必ずチェックされます。

その他、家族だけで行った旅行、事業性のないゴルフ、趣味の車などはチェックされる項目に該当します。食事などの接待交際費は、誰と行ったのかを明記し、税務調査のときにしっかりと説明できるようにしておきましょう。

6　反面調査は断ることができるのか？

　歯科医院の場合、売上が問題なく計上されているかどうかという資料に「医療費控除」の領収書を活用することがあります。
　たとえば、高額なインプラントや矯正治療などの自費の売上については、患者さんはその領収書をもって、医療費控除を受けていることが多く、その領収書は確定申告書に添付されて税務署に提出されています。
　そこで、その医療費控除の領収書をピックアップし、医院でしっかりと、その金額と同額が売上として計上されているかどうかを確認します。
　また、税務調査のときに使われる資料として「資料せん」というものがあります。これは、税務署が情報収集をするために企業にお願いする書類で、仕入や外注などの状況を税務署に報告する資料です。たとえば、この資料せんに「○○技工所」に500万円の外注を行ったと記載して提出すれば、その「○○技工所」はこの医院から500万円の外注があるはずですので、それがしっかりと売上に計上できているのかをチェックすることができます。
　これ以外に、税務調査には**「反面調査」**というものがあります。反面調査とは、税務調査の手法の1つで、調査対象の企業と取引をしている得意先や支払先、銀行などに対して行われる調査のことです。この反面調査は断ることができるのでしょうか？
　基本的に反面調査を断ることはできません。なぜなら、税務署

は「質問検査権」を持っているからです。質問検査権とは、税務職員が税務調査を行う権利のようなもので、質問検査権の条文を抜粋すると、

> （法人税法）第154条　国税庁の当該職員又は法人の納税地の所轄税務署若しくは所轄国税局の当該職員は、法人税に関する調査について必要があるときは、法人（連結親法人の納税地の所轄税務署又は所轄国税局の当該職員がその連結親法人の各連結事業年度の連結所得に対する法人税に関する調査について必要があるときは、連結子法人を含む）に対し、金銭の支払若しくは物品の譲渡をする義務があると認められる者又は金銭の支払若しくは物品の譲渡を受ける権利があると認められる者に質問し、又はその事業に関する帳簿書類を検査することができる。
> （この法律規定は平成25年1月以降、国税通則法第74条の2以降に移動）

とあります。

この法律規定からもわかるように、税務調査の対象は、納税者だけではなく、その取引先にも及びます。そのため、反面調査として取引先に調査をすることは違法ではありません。しかし、いくら反面調査が質問検査権の範囲内であるからといって、それを行うことによって医院の信頼を大きく損ねてしまったり、事業を行う上で大きなマイナスの影響が出たりする場合には、反面調査は行うべきではないとされています。

反面調査を行ったことで「この会社は、怪しいことをしているんじゃないか？」などの疑いを持たれて取引が停止したなどということになったら困ります。そのため、反面調査について税務署（国税庁）は、次のような規則を用意しています。

「いたずらに調査の便宜のみとらわれ、納税者の事務に必要以

上の支障を与えることのないよう配慮し、ことに反面調査の実施に当っては、十分にその理解を得るよう努める」(昭和36年7月14日　国税庁長官通達)

　国税庁から昭和51年に発表されている税務運営方針でも――
「税務調査は、その公益的必要性と納税者の私的利益の保護との衡量において社会通念上相当と認められる範囲内で、納税者の理解と協力を得て行うものであることに照らし、一般の調査においては、事前通知の励行に努め、また、現況調査は必要最小限度にとどめ、反面調査は客観的にみてやむを得ないと認められる場合に限って行うこととする。なお、納税者との接触に当っては、納税者に当局の考え方を的確に伝達し、無用の心理的負担を掛けないようにするため、納税者に送付する文書の形式、文章等をできるだけ平易、親切なものとする。また、納税者に対する来署依頼は、納税者に経済的、心理的な負担を掛けることになるので、みだりに来署を依頼しないよう留意する」(昭和51年4月1日　税務運営方針一部抜粋「調査方法等の改善」)

「取引先等の反面調査を実施しなければ、適正な課税標準を把握することができないと認められる場合に実施する」(平成12年7月個人課税事務提要、平成13年7月個人課税事務提要)

　つまり、反面調査を行わなければならない客観的な理由があって初めて行えるものであり、そうでない場合には本来行うべきではないのです。

　また、昭和47年の静岡地裁での判例で、
「所得税法234条1項3号の調査(いわゆる反面調査)の場合には、

その調査の相手方は直接に納税の義務を負うものではないし、また、法により法定資料の提出を義務づけられた者でもないのであるからして、その行使の範囲は同条項1、2号の調査の場合よりさらに厳格に解すべきであり、この場合の質問検査権の行使は、同条項1号の納税者の調査の過程において、その調査だけではどうしても課税標準および税額等の内容が把握できないことが明らかになった場合にかぎり、かつその限度において可能であると解すべきである。また、反面調査、臨宅調査のいずれにおいても、その調査にあたっては、調査の相手方が要求するかぎり調査理由を開示すべきである。(中略)納税者にとって、反面調査がなされるということは、取引先の信用を損うことに直結し、しかも現在の社会状況では、納税者の人格さえ疑われるということになるおそれが十分にあるのであって、場合によってはその者の経済界における生命を絶つおそれさえある。したがって、前に述べた反面調査をなすための必要性の要件も、これまた厳格に解さなければならない」(静岡地方裁判所(第一審)昭和47年2月9日 昭和43年(わ)第537号)
とあります。

　これらの規定をもとに、反面調査の要件をまとめると、次のようになりそうです。
　①反面調査以外の方法では事実の証明ができないこと
　②納税者の同意を得ること
　③必要最低限の範囲内に限ること
　税務調査の際には、ぜひ参考にしてみてください。

7 フリーランスのドクターや歯科衛生士への支払は「給与」か「外注委託費」か？

　よく税務調査で問題になるのが、「給与」と「外注委託費」の区分です。簡単にいえば、スタッフに支払うお金は「給与」で、院外の業者に支払うお金は「外注委託費」となります。

　たとえば、ホームページの業者などに、ホームページの作成を委託した場合などは「外注委託費」になります。レセプトの請求作業などを外部に委託した場合なども「外注委託費」になります。これらについては、とくに問題になることはありません。

　しかし、歯科医院では、この「外注委託費」か「給与」かで揉める代表的なケースがあります。それが、フリーランスの歯科衛生士や矯正のドクターなどへの支払の取り扱いです。フリーランスの歯科衛生士やドクターへの支払は「外注委託費」のようにも思いますし、「給与」のようにも思います。

　では、この支払は「給与」と「外注委託費」のどちらで処理したほうが、会計上有利になるでしょうか。

　実は、このフリーランスへの支払は「外注委託費」のほうが有利になります。その理由は次の2点です。

---

①外注委託費にすると、支払うべき消費税が減ること（本則課税制度を選択している場合）
②外注委託費には、社会保険（健康保険や厚生年金）がかかってこないこと

　そのため、医院としては外注委託費にしたいところですが、こ

こを税務署は「外注委託費ではなく給与ではないか」という見方をすることがあります。

　もちろん、消費税や社会保険のこともあるのですが、実際には税務署は外注委託費で申告をされるよりも、給与として申告するほうを好む傾向にあります。なぜなら、給与の場合、税金の納付モレを防げるからです。

　ご存じのとおり、日本の給与所得者は「源泉徴収」という方法で、税金を差し引かれた後の給与をもらうことになります。そして、給与から天引きされた源泉税は、事業主が他のスタッフの分もまとめて国に納めるかたちをとります。つまり、給与の支払段階においてしっかりと税金の天引きがなされているため、納付モレは起こらないのです。

　ちなみに、この給与から天引きする源泉税ですが、通常のスタッフは基本的に「甲欄」徴収といいます。フリーランスのような2箇所以上で給与をもらっている給与所得者で、メインの事業所以外のところで天引きされる源泉税は「乙欄」徴収といい、甲欄よりも高い税額が適用されます。

　しかし、もし外注委託費としていた場合には、フリーランスへの支払は、そのフリーランスの歯科衛生士やドクターなどが、自分で「売上」として計算し、確定申告をすることになります。その時に、もしその売上がモレていたら、国としてはその分の税金が納付されないことになりますから、国としては「給与」で処理してくれたほうがありがたいわけです。

　私も過去の税務調査で、このフリーランスへの支払を「外注委託費」ではなく、「給与」としてください、といわれたことが数

図表21 外注委託費と給与の判別基準

①**会社への属性**／その会社の仕事を行う場合、その会社の承諾を要するかどうか

②**業務の裁量権**／個々の作業について指示を受けるか、その人の代わりに他人へのアウトソーシングが許容されているか

③**勤務形態**／勤務時間・勤務場所の拘束を受けるか

④**支払形態**／
- 定期の月額払いなどによるものか、完成従量によるものか
- 定期昇給・退職金の支給などの取り決めの有無
- 残業手当等・賞与支払の取り決めの有無
- タイムカード・出勤簿管理の有無
- 請求書発行の有無
- 支払日が会社の従業員への給与支払日と同じか、外注先に支払う日と同じか

⑤**福利厚生面**／
- 社会保険の加入・厚生施設の利用など、従業員との取扱いに差があるか
- 忘年会などに出席して会社負担になっているのか、自己の負担なのか

⑥**その他**／
- 原材料・作業用具の支給状況、経費の負担状況
- 引渡し未済品の不可抗力により滅失の場合の、その報酬請求権

回ありますが、逆に「給与」にしてあったフリーランスへの支払を「外注委託費」にしてください、といわれたことは一度もありません。

では、この「外注委託費」と「給与」はどのようにして判別すればよいのでしょうか。この判断は非常にあいまいで、難しい問題ではありますが、判別するための基準をあげるとすると、〔図表21〕のようになります（あくまでも総合的に判断しなければなり

第4章　院長が知っておくべき税務調査のポイント

ませんのでご留意ください)。

　これらの基準から、総合的に見て「給与」に該当するか「外注委託費」に該当するかを判断します。院長がまったく悪意を持っていなくても、税務調査では上記の基準から判別され、否認指摘を受けることもあります。

　「外部委託費」「外注費」としたいのであれば、これらの基準を再度チェックし、給与だといわれないように準備しておく必要があります。

　余談になりますが、私たちの事務所では、外注の技工代は「外注費」として、先ほどの「外注委託費」とは分けています。

　なぜなら、外注の技工代は材料代と同じく「売上原価」として変動費に計上するからです。確定申告書でも、固定費の㉑の項目に「外注工賃」というのがありますが、ここの項目に入れるのは、たとえばホームページの外注であったり、レセプトの外注などの「外注委託費」の金額だけを入れています。この中に、技工の外注代は入れません。技工代は材料代と同じく「売上原価」に入れるからです。確定申告書の場合でいくと、③の「仕入金額」に入れることになります。

　このように、「外注委託費」と「技工代」の外注費は区分しておいたほうがよいと思います。なぜなら、歯科医院で技工代は非常に大きなウエイトを占め、定量分析において重要な数字となるからです。

　どちらの項目に入れても、最終的な利益や税額は変わりませんが、ぜひ確定申告書から定量分析を行うためには、これらをしっかりと分けて変動費率をチェックしておくことをおすすめします。

8 税務調査で否認された場合のペナルティの税金にはどんなものがあるのか？

　もし、税務調査で経費の否認などがあった場合には、どのようなペナルティがあるのでしょうか。

　まず「**過少申告加算税**」というものがあります。これは国税通則法の65条に記載があります。条文は次ページのとおりです。つまり、期限内に申告された申告書について税務調査があり、修正申告もしくは更正があった場合には、納税額のうち、納税額と50万円とのいずれか多い金額までの部分については10％、それを超える部分については15％の過少申告加算税が課税されます。

　この条文の中で「修正申告」と「更正」というキーワードがありますが、「修正申告」というのは、税務調査において誤りが見つかり、それに納税者が納得をして、自主的に納税者が修正をすることをいいます。

　これに対し「更正」というのは税務調査で誤りを指摘されたが、それに納得しなかった場合、課税庁が追徴税額を決めてそれを通知する行為を「更正」といいます。

　ですから、**自主的に修正申告をした場合であっても、納得がいかず更正の通知を受けた場合であっても、納める過少申告加算税は同じということになります**。また、税務調査がある前に自分で誤りに気づき、修正申告書を提出した場合には、この過少申告加算税は課税されません。

　さらに、この過少申告加算税に加えて「**延滞税**」が課税されま

第4章　院長が知っておくべき税務調査のポイント

> **（過少申告加算税）第65条**　期限内申告書（還付請求申告書を含む。第3項において同じ）が提出された場合（期限後申告書が提出された場合において、次条第1項ただし書又は第6項の規定の適用があるときを含む）において、修正申告書の提出又は更正があったときは、当該納税者に対し、その修正申告又は更正に基づき第35条第2項（期限後申告等による納付）の規定により納付すべき税額に100分の10の割合を乗じて計算した金額に相当する過少申告加算税を課する。
> 2　前項の規定に該当する場合において、同項に規定する納付すべき税額（同項の修正申告又は更正前に当該修正申告又は更正に係る国税について修正申告書の提出又は更正があったときは、その国税に係る累積増差税額を加算した金額）がその国税に係る期限内申告税額に相当する金額と50万円とのいずれか多い金額を超えるときは、同項の過少申告加算税の額は、同項の規定にかかわらず、同項の規定により計算した金額に、当該超える部分に相当する税額（同項に規定する納付すべき税額が当該超える部分に相当する税額に満たないときは、当該納付すべき税額）に100分の5の割合を乗じて計算した金額を加算した金額とする。

> **（延滞税）第60条**　納税者は、次の各号の1に該当するときは、延滞税を納付しなければならない。
> 1　期限内申告書を提出した場合において、当該申告書の提出により納付すべき国税をその法定納期限までに完納しないとき。
> 2　期限後申告書若しくは修正申告書を提出し、又は更正若しくは第25条（決定）の規定による決定を受けた場合において、第35条第2項（期限後申告等による納付）の規定により納付すべき国税があるとき。
> 3　納税の告知を受けた場合において、当該告知により納付すべき国税（第5号に規定する国税、不納付加算税、重加算税及び過怠税を除く）をその法定納期限後に納付するとき。
> 4　予定納税に係る所得税をその法定納期限までに完納しないとき。
> 5　源泉徴収による国税をその法定納期限までに完納しないとき。

す。延滞税の規定は、国税通則法第60条に記載がされています。

　つまり、本来納付しなければならなかった税金が期限内に納められていないので、その納められていない税金に対して延滞税と

して、原則年14.6％の延滞税が課税される、ということになります（重加算税の対象以外の修正申告の場合、延滞税は１年間の除斥期間がありますので、残りの期間分は課税されません）。

　さらに、もし、税務調査で仮装・隠ぺいが見つかった場合には、過少申告加算税に代えて「**重加算税**」というものが賦課されます。重加算税は国税通則法第68条に規定されています。

> **（重加算税）第68条**　第65条第1項（過少申告加算税）の規定に該当する場合（同条第5項の規定の適用がある場合を除く）において、納税者がその国税の課税標準等又は税額等の計算の基礎となるべき事実の全部又は一部を隠ぺいし、又は仮装し、その隠ぺいし、又は仮装したところに基づき納税申告書を提出していたときは、当該納税者に対し、政令で定めるところにより、過少申告加算税の額の計算の基礎となるべき税額（その税額の計算の基礎となるべき事実で隠ぺいし、又は仮装されていないものに基づくことが明らかであるものがあるときは、当該隠ぺいし、又は仮装されていない事実に基づく税額として政令で定めるところにより計算した金額を控除した税額）に係る過少申告加算税に代え、当該基礎となるべき税額に100分の35の割合を乗じて計算した金額に相当する重加算税を課する。

　つまり、仮装・隠ぺいの場合には、追徴税額に35％のペナルティが発生し、さらに延滞税が年14.6％で発生しますので、本来支払うべきだった税額の1.5倍くらいの税金を納める必要がでてきます。そのため、税務調査においては、この重加算税を賦課されるかされないかで納める税額が大きく変わってきます。しかし、税務調査においては「これは重加（じゅうか）ですね」といわれることが多いと思います。

　実は、税務署からすると、この重加算税は、金額以上に大きな意味を持っているのです（次項参照）。

9 調査官が重加算税を賦課したい本当の理由とは？

　税務調査において、重加算税が賦課されるかどうかは、納税者にとって非常に大変なことですが、それ以上に、調査官にとっても重加算税を賦課できるかどうかは、非常に大きな意味があるのです。というのは、調査官は重加算税をどれだけ賦課したかが、評価の対象になるからです。

　調査官の評価は、主に２つあるといわれています。

　１つは「**増差所得**」といい、税務調査で間違いを指摘し、どれだけの所得が増えたかというものです。

　ここでのポイントは、「増差税額」ではなく「増差所得」であるという点。たとえば、赤字の医院でそもそも税金が出ていなかった場合で、その後の税務調査で修正があり、所得が増えても評価となります。もう１つは「**不正発見割合**」で、これは税務調査で重加算税を課した割合のことをいいます。この２つが調査官の評価となるのです。

　では、どのような場合に、この重加算税が賦課されるのでしょうか。

　条文上は「仮装または隠ぺい」とありますが、「仮装または隠ぺい」とは、具体的にはどのようなものを指すのでしょうか。ここでは、代表的なものをいくつかピックアップしておきます。

(1)　いわゆる二重帳簿を作成していること

　実際の帳簿以外に、裏帳簿のようなものを作成し、虚偽の申告

をしているような場合が、これに該当します。

(2) 帳簿書類の作成または帳簿書類への記録をせず、売上その他の収入（営業外の収入を含む）の脱ろうまたは棚卸資産の除外をしていること

　歯科医院で重加算税になる典型的なケースは、この売上の除外です。歯科医院の場合、現金商売ですので、売上の除外がないかどうかは非常に詳しくチェックされます。とくに、窓口収入や自費の収入を除外していないかどうかは、必ずチェックされる項目です。

　さらに、歯科医院の場合に多いのが、廃棄金属代金の除外です。歯科医院は治療に金属を使いますので、その廃棄金属を回収してもらうことが多いと思いますが、その売却代金は「雑収入」として売上に計上しなければなりません。

　ところが、この金属の売却代金については、現金手渡しの業者も多く、これが売上に上がっていないと「重加算税ですね」といわれることがほとんどです。

　私は、歯科医院の税務調査ばかりを経験していますが、「金属の売却代金はどうされていますか？」と聞かれなかったことがないくらいです。金額は少額かもしれませんが、必ず収入に計上する必要があります。

(3) 帳簿、原始記録、証ひょう書類、貸借対照表、損益計算書、勘定科目内訳明細書、棚卸表その他決算に関係のある書類を、破棄または隠匿していること

　たとえば、領収書のゼロを１つ付け加えて10,000円の仕入を100,000円にしたり、個人的な支出を経費に入れて、その領収書

を破棄していたりすることがこれに当てはまります。

(4) 帳簿書類の改ざん（偽造および変造を含む）、帳簿書類への虚偽記載、相手方との通謀による虚偽の証ひょう書類の作成、帳簿書類の意図的な集計違算、その他の方法により仮装の経理を行っていること

たとえば、架空の仕入や架空の経費などがこれに該当します。源泉徴収簿などから、架空人件費が出ていないかどうかをチェックしたりするのはこのためです。

税務調査では、接待交際費の中に私的経費が入っていないかどうかなどもチェックされますが、税務調査官としては、これら私的経費を発見することと、自費の除外を発見することでは、意味が違うのです。そのため、このような重加算税の対象になる項目については、結構な時間をかけて調査されることが多いように思います。

なおこれ以外に、虚偽の答弁もダメです。たとえば、旅行代金が10万円ありましたが、これは家族だけで行った旅行で、本来経費性があるものではなかったとします。もし、この領収書を見て調査官が「この旅行、誰と行きましたか？」と尋ねられて、「スタッフと行きました」と答えたとしましょう。

しかし、その後「本当にスタッフと行ったかどうか、この領収書だけではわからないので、旅行会社に確認してよいですか？」ということで、旅行会社に反面調査に入り、家族で行ったことがわかったとします。

これは虚偽の答弁となりますので、重加算税の対象となってく

るでしょう。つまり、税務調査が入ったら、嘘をついてごまかそうなどとは考えないことが重要です。

　また、税務調査において非常に重要となるのが、調査官とのコミュニケーションです。私はこの部分を非常に重要視しています。もちろん、理論的に税務調査に対応することは重要なことですが、税務調査官も感情を持った人間です。ですから、「ロジック」と「感情」の融合が非常に重要なのです。

　調査官に対して、明らかに敵対心を持っているようなそぶりを見せたり、感情的に主張したりすると、税務調査でプラスになることは何もありません。しかし、税務調査に慣れていない院長は、どうしても調査官が税金を取りにくる悪人のように感じてしまうことが多いようです。

　感情的になるくらいであれば、税務調査からは席を外して診療をしているほうがよいでしょう。基本的に税務調査は平日に行われますし、院長先生がお話しをする時間は限られていると思いますので、後のことは税務調査のプロである税理士にお任せし、診療に専念してください。

（注）　本誌の内容は2013年3月現在の税法にもとづいております。なお、本書ではできる限りわかりやすく表現するため、特殊なケースなどは省略している部分があります。また、とくに記載がない限り、復興特別税は考慮しておりません。記載された意見およびデータによって、読者に生じた損失および逸失利益その他一切の損益について、著者はいかなる責任も負いません。実行される場合には、顧問税理士によくご相談の上、最終判断はご自身で行われますよう、よろしくお願いいたします。

●あとがき

『メン・イン・ブラック（MIB）』という映画があります。ウィル・スミス演じるNYの敏腕刑事ジェームズ・エドワーズの前に、地球上のエイリアンを監視する秘密機関の一員であるサングラスの男Kが現れスカウトをします。

ジェームズは、他にも集められたエリート中のエリートたちに混じってスカウトのテストを受けることに。テストでは、バーチャルのエイリアンが街に現れ、それを退治するというものですが、いくら銃をぶっ放してもエイリアンは減りません。

そんな中、主人公のジェームズだけは、まったく関係がなさそうな小さな女の子だけを狙って引き金を引きます。Kの「なぜ女の子をやっつけてしまったのか」という質問に、ジェームズは、こう答えます。

「こんな真夜中に物理の教科書を持って出歩いているのは不自然だ」

結局、この女の子が真の悪役エイリアンであるということになり、ジェームズはMIBの捜査官エージェント「J」となり、Kとタッグを組んでエイリアンをやっつけることになります。

実は、歯科医院の経営もこのような感じなのです。お金が残らないと感じていろいろと手を打っても、その打つ手が間違っていればまったく改善されることはありません。しかし、問題点は必ず存在し、それを「一撃」する能力が非常に重要となってきます。

そして、そのための材料として「数字」というものが存在するのです。

　医院がうまくいっているときは、数字の分析などは必要ありません。しかし、医院経営を行っていて何か問題が起きたときには、この数字を分析する能力が必要になります。院長にこの能力があれば、これからの医院経営で何か問題が起きても怖くはありません。そして、もし院長にこの能力がないのであれば、ジェームズのような相棒とタッグを組むか、自分でその能力をつけるしかありません。

　では、どのようにしてこのような能力をつければよいのでしょうか。

　1つは、常に情報のアンテナを立てておくことです。本書を読まれている先生は、きっとそのアンテナがとても高いはずです。そうでなければ、このような本を手に取ることはないからです。本書を読まれたことで、院長の税金や数字に対する苦手意識が少しでも克服され、役に立つ知識が1つでも増えたのであれば、歯科専門の税理士としてこれほど嬉しいことはありません。

　また、私たちとご縁があった先生には、定期的に税金などに関する情報を音声データのCDにして無料でお送りしていますので、もし興味がございましたら、巻末の申込用紙でお申し込みください。

　ちょうどこの原稿を書いている2013年4月、第二子が誕生しました。クライアントさんのところにお伺いするたびに、自分のことのように喜んでくださるのが、本当に嬉しくて仕方がありません。来年で開業して10年、今まで本当に素晴らしいクライアント

　　　　　　　　　　　　　　　　　　あとがき

さんに恵まれてきました。クライアントさん限定のセミナーでは、いつもセミナーや懇親会の会場が「いい波動」でいっぱいになるのが、このうえなく幸せに感じています。

　10年前、歯科専門といいながら、歯科医院どころか1件もお客さんがなかったころから信じてついてきてくださった先生、本当にありがとうございます。いつも一生懸命クライアントさんのために働いてくれる素晴らしいスタッフ、本当にありがとうございます。

　そして、いつも仕事ばかりで、なかなか一緒にいる時間をつくってあげることができないにもかかわらず、いつも笑顔で迎えてくれる妻の美里には、感謝してもしきれません。本当にありがとう。

　自分の子どもだけでなく、日本中の子どもたちのあこがれの職業No.1に税理士がなるためのモデルケースとなれるよう、これからもたくさんのお金で困っている人を助けていくことをお約束します。

　　2013年7月7日

　　　　　　　　　　　　　　　　　　山下　剛史

山下　剛史（やました　たけし）
税理士法人キャスダック代表税理士。節税・キャッシュフロー改善コンサルティングを得意とし、財務コンサルタントとして関西や東京を中心に活躍中。主な著書に『キャッシュ最大化計画』『スタッフのやる気が歯科医院を発展させる』（共）（各クインテッセンス出版）などがある。

◆連絡先
税理士法人キャスダック
【大阪】〒530-0057　大阪市北区曾根崎2-5-10　梅田パシフィックビル9階
TEL　06-6948-6140
http://www.dentax.jp　　　e-mail　yamasita@dentalkaikei.com

QUINTESSENCE PUBLISHING 日本

〔歯科医院経営選書〕
歯科医院にお金を残す節税の極意

2013年9月10日　第1版第1刷発行
2019年3月15日　第1版第3刷発行

著　　者　山下剛史
発 行 人　北峯康充
発 行 所　クインテッセンス出版株式会社
　　　　　東京都文京区本郷3丁目2番6号　〒113-0033
　　　　　クイントハウスビル　電話(03)5842-2270(代表)
　　　　　　　　　　　　　　　　(03)5842-2272(営業部)
　　　　　web page address　https://www.quint-j.co.jp/

印刷・製本　サン美術印刷株式会社

©2013　クインテッセンス出版株式会社
Printed in Japan
ISBN978-4-7812-0329-4　C3047

禁無断転載・複写
落丁本・乱丁本はお取り替えします
定価はカバーに表示してあります

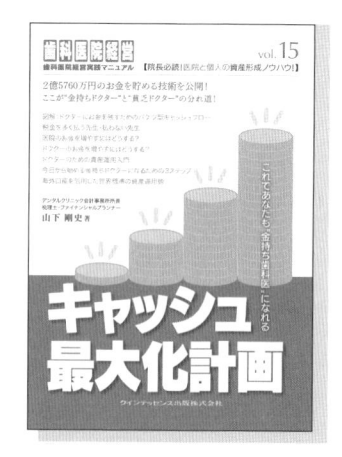

● 好評の「歯科医院経営実践マニュアル」シリーズ ●

〔歯科医院経営実践マニュアル vol.05〕
金持ち歯科医になる！
利益を出す経営の極意
山下剛史（デンタルクリニック会計事務所）
A5判・定価本体2,000円（税別）

医院にお金を残す秘訣は、ストラック図でキャッシュフロー経営をマスターすること。「利益は出ているのに、なぜかお金が残らない？」「1日何人の患者さんが来れば利益は出るの？」など、院長先生の疑問に図解でズバリ回答！

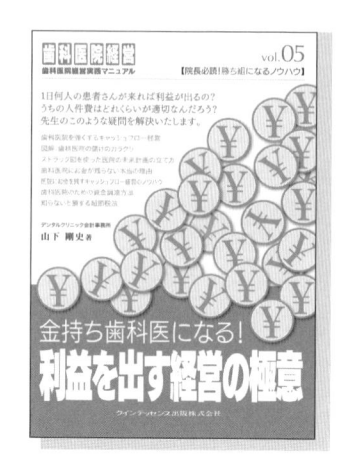

〔歯科医院経営実践マニュアル vol.15〕
キャッシュ最大化計画
これであなたも"金持ち歯科医"になれる
山下剛史（デンタルクリニック会計事務所）
A5判・定価本体2,000円（税別）

金持ち歯科医になるためには、人生の設計図を描き、いくらお金が必要かを知ることがスタート。医院経営を上手にすすめて医院のキャッシュを増やし→院長の収入増をはかり→そのお金を資産運用で増やす――キャッシュ最大化のノウハウを伝授する。

QUINTESSENCE PUBLISHING 日本　クインテッセンス出版株式会社
〒113-0033　東京都文京区本郷3丁目2番6号　クイントハウスビル
TEL. 03-5842-2272（営業）　FAX. 03-5800-7592　https://www.quint-j.co.jp/　e-mail mb@quint-j.co.jp

● 好評の「歯科医院経営実践マニュアル」シリーズ ●

〔歯科医院経営実践マニュアル vol.38〕
スタッフのヤル気が歯科医院を発展させる
山下剛史（デンタルクリニック会計事務所）
坂井秀明（医療法人育歩会坂井歯科医院院長）
A5判・定価本体2,000円（税別）

小説で読む！　スタッフ中心の医院づくり
新人スタッフの採用・育成を既存のスタッフに任せ、ケア主体・スタッフ中心の診療システムづくりを展開する。臨場感あるストーリーが医院発展の具体策を教える。

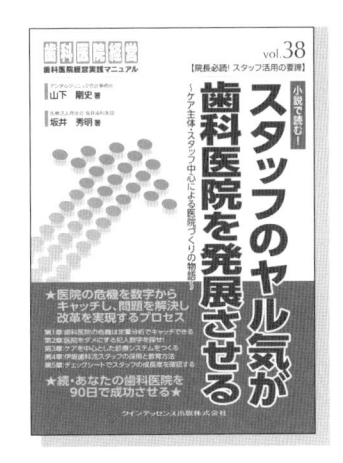

〔歯科医院経営実践マニュアル vol.31〕
営業のプロが教える自費率が2倍になるプレゼン話法
吉野真由美（㈳国際医療経営学会代表理事）
A5判・定価2,100円（税別）

歯科界の常識を覆す"魔法のトーク"が満載！
治療説明に3割、価格説明の後のクロージングに7割の時間とエネルギーを傾注しよう。「断り文句を乗り越えて申し込みに導く吉野式「営業の極意」が自費率アップを約束する。

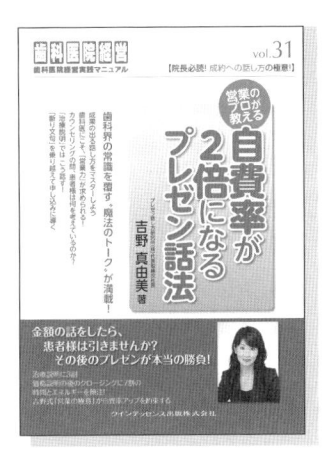

QUINTESSENCE PUBLISHING 日本　**クインテッセンス出版株式会社**
〒113-0033　東京都文京区本郷3丁目2番6号　クイントハウスビル
TEL. 03-5842-2272（営業）　FAX. 03-5800-7592　https://www.quint-j.co.jp/　e-mail mb@quint-j.co.jp

● 好評のQDMシリーズ ●

〔QDM vol.01〕
図解：ドラッカーに学ぶ
歯科医院経営50のヒント

井上裕之（医療法人社団いのうえ歯科医院理事長／経営学博士）

A5判・定価本体2,000円（税別）

歯科医院の経営と真剣に向き合うために、第3のブームにあるピーター・F・ドラッカーの経営理論を紹介。著者・井上裕之が自院で実践し、歯科医院のレベルまで落としこんで、難解といわれるドラッカー理論をわかりやすく、図を織り込みながら解説。

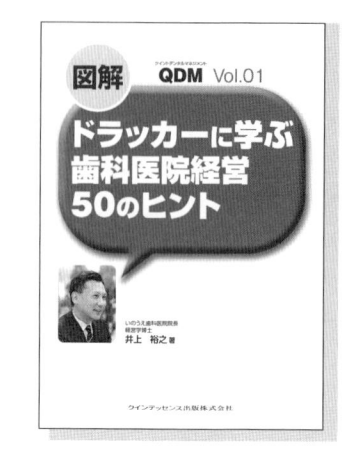

〔QDM vol.02〕
図解：歯科医院の
人事労務に関する50の留意点

稲好智子（(株)フォーブレーン代表取締役／特定社会保険労務士）

A5判・定価本体2,000円（税別）

「まともに残業代を払っていたら、医院の経営が成り立たない」「人が少ないから育児休業なんて、とてもムリ」などと、簡単に考えていたらアウト！　本書は、小難しい歯科医院の人事労務に関する留意点、トラブル防止のヒントを、図表で、簡潔に解説する。

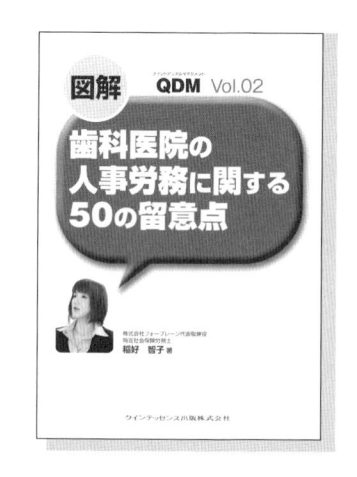

QUINTESSENCE PUBLISHING 日本　**クインテッセンス出版株式会社**
〒113-0033　東京都文京区本郷3丁目2番6号　クイントハウスビル
TEL. 03-5842-2272（営業）　FAX. 03-5800-7592　https://www.quint-j.co.jp/　e-mail mb@quint-j.co.jp